Esther Indermaur

# Recoveryorientierte Pflege bei Suchterkrankungen

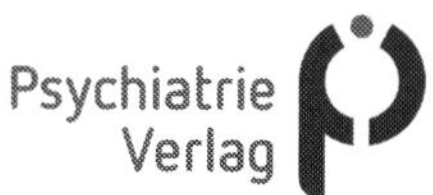

# Herausgeber und Autorin

Die Reihe »better care« wird herausgegeben von
**Manuela Grieser,** Studienleiterin des Fachbereichs Gesundheit an der Berner Fachhochschule
**Prof. Dr. Michael Schulz,** Inhaber des Lehrstuhls für Psychiatrische Pflege an der Fachhochschule der Diakonie in Bielefeld
**Gianfranco Zuaboni,** Pflegewissenschaftler und Leiter der Abteilung Pflegeentwicklung im Sanatorium Kilchberg, Zürich

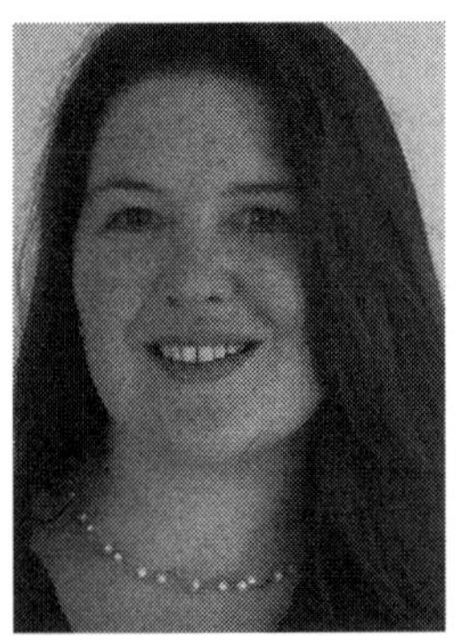

**Esther Indermaur,** Master of Science in Nursing (MScN), ist als Pflegeexpertin APN in der Ambulanten Psychiatrischen Pflege tätig. Sie hat zuvor einige Jahre als Pflegefachfrau im Entzugs- und Therapiebereich gearbeitet und legt bei ihrer Tätigkeit den Fokus auf Selbstmanagementförderung der Betroffenen.

better care 5

Esther Indermaur

# Recoveryorientierte Pflege bei Suchterkrankungen

Esther Indermaur
Recoveryorientierte Pflege bei Suchterkrankungen
1. Auflage 2016, Reprint 2022
better care 5
ISBN Print 978-3-88414-643-9

Bibliografische Information der Deutschen Nationalbibliothek
Die Deutsche Nationalbibliothek verzeichnet diese Publikation
in der Deutschen Nationalbibliografie;
detaillierte bibliografische Daten sind im Internet
über http://dnb.ddb.de abrufbar.

Die Downloadmaterialien zu diesem Buch finden Sie unter
www.psychiatrie-verlag.de/buecher/detail/book-detail/recoveryorientierte-pflege-bei-suchterkrankungen.html

Weitere Bücher zum Umgang mit psychischen Erkrankungen
unter: www.psychiatrie-verlag.de.



Lektorat: Katrin Klünter, Köln
Umschlagkonzeption und -gestaltung: GRAFIKSCHMITZ, Köln,
unter Verwendung eines Fotos von manun / photocase.com
Typografiekonzeption und Layout: Iga Bielejec, Nierstein
Druck und Bindung: Westermann Druck Zwickau

# Downloadmaterialien

Anti-Craving-Plan

Arbeitsblatt Identitätsmodell nach Petzold

Arbeitsblatt Pflegediagnosen

Arbeitsblatt Situationsanalyse

Arbeitsblatt zur Funktionalen Analyse des Konsumverhaltens

Behandlungsvereinbarung einer Entzugsstation

Diätempfehlungen

Entscheidungsmatrix

Kleine Hausapotheke

Raster zur Substanzanamnese

Regeln für eine positive Kommunikation

Die Downloadmaterialien zu diesem Buch finden Sie unter www.psychiatrie-verlag.de/buecher/detail/book-detail/recoveryorientierte-pflege-bei-suchterkrankungen.html

# Vorwort

Als Mitglied des Herausgeberteams der Buchreihe »better care« freut es mich sehr, dass Esther Indermaur ein Buch zur recoveryorientierten Pflege bei Abhängigkeitserkrankungen vorgelegt hat. Abhängigkeitserkrankungen stellen für das psychosoziale Versorgungssystem eine große Herausforderung dar. Einerseits, weil sie in allen Bevölkerungsschichten unabhängig von Alter und Geschlecht zu beobachten sind, und andererseits, weil sie vielfach in Verbindung mit anderen psychischen Erkrankungen – wie z. B. Psychosen – von zentraler Bedeutung sind. Bei der Auseinandersetzung mit dieser Problematik wird auch deutlich, dass es trotz aller Forschung und Entwicklung neuer Konzepte dem professionellen Versorgungssystem kaum gelingt, der weiten Verbreitung von Abhängigkeitserkrankungen Herr zu werden. Vielfach gelingt es noch nicht einmal, Menschen mit Abhängigkeitserkrankungen im professionellen Versorgungssystem zu behandeln, weil dieses von den Betroffenen gemieden wird.

In einer Studie von Hans-Jürgen Rumpf und Kollegen (2000, 2009) wurden Menschen, die ihre Alkoholerkrankung überwunden haben, befragt, welche Dienstleistungen sie in Anspruch genommen haben. Nur 14,5 Prozent gaben an, dass sie suchtspezifische Hilfen in größerem Maße genutzt haben. Weitere 14,5 Prozent hatten lediglich geringfügige Kontakte zum Hilfesystem. 70,9 Prozent haben ihre Erkrankung ohne Inanspruchnahme professioneller Hilfe in den Griff bekommen. Dabei stellen Stigmatisierung und Beschämung für die Betroffenen eine wesentliche Barriere zur Inanspruchnahme professioneller Hilfen dar. Viele Personen glauben, dass sie selbst mit dem Problem der Abhängigkeit fertigwerden müssen. Aber auch fehlende Kenntnisse über Behandlungsangebote und negative Einstellung zur Behandlung bzw. dem Behandlungskontext führen dazu, dass Abhängigkeitserkrankte häufig zu spät oder gar nicht in Kontakt mit Expertinnen und Experten kommen.

Vor diesem Hintergrund kann die Etablierung eines recoveryorientierten Ansatzes für die professionelle Pflege bei Suchterkrankungen nicht hoch genug eingeschätzt werden. Recoveryorientiert meint hier, dass alle Beteiligten davon ausgehen, dass Genesung grundsätzlich möglich

ist und die betroffene Person »selbst auf den Führersitz des Lebens« gehört. Folgt man der amerikanischen »Substance Abuse and Mental Health Service Administration« (www.samhsa.gov/recovery), dann bedeutet Recovery bei Abhängigkeitserkrankungen einen Prozess der Veränderung, durch den Menschen ihre Gesundheit und ihr Wohlbefinden verbessern, ein selbstbestimmtes Leben führen und ihr mögliches Potenzial besser ausschöpfen.
Im vorliegenden Buch ist es der Autorin auf hervorragende Weise gelungen, evidenzbasierte Erkenntnisse mit dem Recoveryansatz, wie er z.B. durch das Gezeitenmodell nach Phil Barker und Poppy Buchanan-Barker zum Ausdruck kommt, in Verbindung zu bringen. Die in diesem Ansatz fest verankerte stärkere Einbeziehung der Erfahrungen, Wünsche und Selbstmanagementfähigkeiten der Betroffenen wirkt im besten Falle der Stigmatisierung des Hilfesystems entgegen und ermöglicht Professionellen, mit Betroffenen auf Augenhöhe und damit effektiver und intensiver zu arbeiten. Unzweifelhaft spielt die Berufsgruppe der psychiatrischen Pflege auf allen Ebenen der Prävention und Behandlung von Abhängigkeitserkrankungen eine Schlüsselrolle. Pflegefachpersonen entscheiden mit ihrem Wissen und ihrem Verhalten gegenüber den Betroffenen wesentlich mit über Erfolg und Misserfolg (pflege-) therapeutischer Begegnungen.
Von daher richtet sich das Buch sowohl an »Einsteiger« als auch an erfahrene Pflegefachkräfte, die in ihrer täglichen Arbeit mit Abhängigkeitsproblematiken konfrontiert sind. Dies dürfte in nahezu allen denkbaren Settings pflegerischer Arbeit der Fall sein. Das Herausgeberteam der Reihe »better care« wünscht dem Buch vor diesem Hintergrund eine weite Verbreitung und dankt Esther Indermaur für ihre bedeutsame Arbeit.

*Michael Schulz, Bielefeld, für das Herausgeberteam*

# Einführung

Substanzabhängigkeit ist ein weltweit verbreitetes Phänomen, das sich auf den Körper, die Psyche und das soziale Umfeld auswirkt. Langjähriger Substanzkonsum kann zu verheerenden körperlichen und psychischen Folgeschäden führen, die nur zum Teil heilbar sind und die Betroffenen in ihrer Lebensführung stark einschränken. Die Substanzabhängigkeit und ihre Auswirkungen können zum Mittelpunkt des gesamten Lebens werden und Betroffene von der Gesellschaft ausschließen.

Menschen mit einer Suchterkrankung haben vonseiten des sozialen Umfelds mit Vorbehalten und Stigma zu kämpfen. Substanzabhängigkeit wird oft mit Willensschwäche gleichgesetzt, Betroffenen werden Attribute wie unehrlich, schmutzig oder falsch zugeschrieben. Dabei lebt ein Großteil von ihnen vor und während der Erkrankung unauffällig, ist leistungsfähig und einsatzbereit. Studien haben gezeigt, dass auch die Begegnung zwischen Pflegefachpersonen und Menschen mit Abhängigkeitserkrankungen durch Vorurteile beeinflusst ist. Die Erkrankung wird als selbst verschuldet und die Genesungschance für Betroffene als kaum vorhanden eingestuft. Die Behandlung gilt als schwierig, und es werden nur geringe Erfolge erwartet. Dementsprechend hoch liegt die emotionale Hemmschwelle bei professionell Helfenden, und es ist oftmals nicht leicht, Kolleginnen und Kollegen für die Arbeit zu gewinnen. Pflegefachpersonen verbringen viel Zeit mit den Betroffenen. Für eine tragfähige Arbeitsbeziehung sind eine emotionale Zuwendung und Offenheit gegenüber den Erfahrungen und Erlebnissen der erkrankten Person ausschlaggebend.

Die Gründe für übermäßigen Konsum sind vielfältig. Die meisten Betroffenen berichten von einer großen seelischen Not, die sie mittels Substanzen zu lindern versuchen. Sie sind in einer »Parallelgesellschaft« gefangen, in der eigene Normen und Regeln gelten. In ihrem Leben nehmen Substanzen und deren Beschaffung die Hauptrolle ein. Dadurch kommen Dinge wie ein geregelter Tagesablauf, Familienleben, echte Freundschaften oder Interesse an anderen Menschen oft zu kurz. Wenn Menschen jeden Tag konsumieren, ist es schwierig, Kontakte mit nicht konsumierenden Freunden und Familienmitgliedern aufrechtzuerhalten.

Viele klagen über Einsamkeit und Isolation und haben den Anschluss zu ihrem früheren Umfeld verloren. Die individuelle Geschichte, die Fähigkeiten und Besonderheiten jedes Einzelnen machen die Zusammenarbeit so spannend und jede Begleitung einzigartig.

Dieses Buch widmet sich der Pflege von Menschen mit Suchterkrankungen. Die Hauptdomäne der Pflege ist es, sich mit den Auswirkungen von Krankheit und Therapie, mit dem Kranksein und dem Gesundwerden zu befassen. Die Begriffe »Abhängigkeit« und »Sucht« werden in der Literatur oft bedeutungsgleich gebraucht. In einigen Arbeiten wird der Begriff »Sucht« als stigmatisierend bezeichnet und deshalb von seiner Benutzung abgesehen. Stigmatisierung hat viel mit Sprache zu tun, aber vor allem mit Haltung. Im vorliegenden Buch werden die beiden Begriffe synonym verwendet, und es wird eine empathische Grundhaltung vermittelt.

Als »Substanz« werden in diesem Buch psychoaktiv wirkende Stoffe verstanden, die eine Veränderung psychischer Zustände und Prozesse herbeiführen. In der Literatur und im alltäglichen Sprachgebrauch wird weiter zwischen legalen (»Alkohol«) und illegalen Suchtmitteln (»Drogen«) unterschieden. Die im Buch angesprochenen Themen sind für Konsumentinnen und Konsumenten beider Substanzgruppen in der gleichen Weise relevant.

Mit diesem Buch möchte ich Sie ermuntern, sich auf die Begegnung und einen Paradigmenwechsel vom »Tun *für*« zum »Tun *mit*« einzulassen. Viele Menschen mit einer Suchterkrankung haben den Glauben an sich und ihre Fähigkeiten verloren, ihre Situation scheint ihnen ausweglos. In dieser Phase ist es wichtig, stellvertretend für sie Hoffnung und Zuversicht aufrechtzuerhalten. Neben Grundlagenwissen zur Suchtsymptomatik wird daher im Buch eine recoveryorientierte Arbeitsweise vermittelt. Der Pflegeprozess wird mithilfe des Gezeitenmodells als Kompass Schritt für Schritt beschrieben. Am Ende des Buches wende ich den Blick auf die Angehörigen, die eine wichtige Ressource im Genesungsprozess von Menschen mit Suchterkrankungen sind. Sie benötigen spezielle Unterstützung und Informationen.

*Esther Indermaur*

# Grundlagen

Menschen mit einem Substanzmissbrauch begegnen Pflegefachpersonen nicht nur in spezialisierten Einrichtungen. Von Missbrauch der Substanzen spricht die Weltgesundheitsorganisation (WHO) bei schädlichem oder gefährlichem Gebrauch von psychoaktiv wirkenden Stoffen, dazu gehören Alkohol und illegale Drogen. Drogen- und Alkoholmissbrauch können zu einer Abhängigkeit führen, einem Cluster von verhaltensbezogenen, kognitiven und physiologischen Phänomenen, die sich nach wiederholtem Substanzkonsum entwickeln.
In der Medizin werden substanzbezogene Störungen unter dem Code »F1« zusammengefasst (Abb. 1 ). Die jeweilige Substanz und der konsumassoziierte Zustand werden an der zweiten und dritten Stelle festgelegt. So können neben der Art der Abhängigkeit auch die Folgen daraus verschlüsselt werden.

Abbildung 1 **Codierung substanzbezogener Störungsbilder, ICD-10** (Dilling u.a. 2015)

| **Substanz** | | **Klinisches Erscheinungsbild** | |
|---|---|---|---|
| F1 0.xx | Störungen durch Alkohol | F1 x.0 | Akute Intoxikation |
| F1 1.xx | Störungen durch Opioide | F1 x.1 | Schädlicher Gebrauch |
| F1 2.xx | Störungen durch Cannabinoide | F1 x.2 | Abhängigkeitssyndrom |
| F1 3.xx | Störungen durch Sedative oder Hypnotika | F1 x.3 | Entzugssyndrom |
| F1 4.xx | Störungen durch Kokain | F1 x.4 | Entzugssyndrom mit Delir |
| F1 5.xx | Störungen durch andere Stimulanzien, einschließlich Koffein | F1 x.5 | Psychotische Störung während oder nach dem Substanzgebrauch |

| Substanz | | Klinisches Erscheinungsbild | |
|---|---|---|---|
| F1 6.xx | Störungen durch Halluzinogene | F1 x.6 | Amnestisches Syndrom mit einer andauernden Beeinträchtigung des Kurz- und Langzeitgedächtnisses |
| F1 7.xx | Störungen durch Tabak | F1 x.7 | Veränderungen der kognitiven Fähigkeiten, des Affekts, der Persönlichkeit oder des Verhaltens |
| F1 8.xx | Störungen durch flüchtige Lösungsmittel | F1 x.8 | Sonstige psychische und Verhaltensstörungen |
| F1. 9.xx | Störungen durch multiplen Substanzgebrauch und Konsum anderer psychotroper Substanzen | F1 x.9 | Nicht näher bezeichnete psychische und Verhaltensstörungen |

Ein möglicher Code ist der des Abhängigkeitssyndroms (F1 x.2). Das Abhängigkeitssyndrom ist gekennzeichnet durch die Unfähigkeit zur Abstinenz, einen Kontrollverlust über den geregelten Substanzkonsum, eine Toleranzentwicklung bezüglich der Substanzwirkungen und das Auftreten körperlicher Entzugssymptome (Heinz, Batra 2003). In der Diagnostik wird von einer Abhängigkeit ausgegangen, wenn im Verlauf der letzten sechs Monate drei der folgenden sechs Kriterien vorliegen:

**Diagnostische Merkmale der Substanzabhängigkeit, ICD-10**
(Dilling u. a. 2015)

- Starker Wunsch oder eine Art Zwang, psychotrope Substanzen zu konsumieren
- Verminderte Kontrollfähigkeit bezüglich des Beginns, der Beendigung und der Menge des Substanzkonsums
- Körperliches Entzugssyndrom bei Absetzen oder Reduktion des Substanzkonsums oder Substanzkonsum mit dem Ziel, Entzugssymptome zu lindern
- Nachweis einer Toleranz: Um die ursprünglich durch niedrigere Dosen erreichten Wirkungen zu erzielen, sind zunehmend höhere Dosen erforderlich
- Fortschreitende Vernachlässigung anderer Vergnügungen oder Interessen zugunsten des Substanzkonsums – erhöhter Zeitaufwand, um die Substanz zu beschaffen, zu konsumieren oder sich von den Folgen zu erholen
- Anhaltender Substanzkonsum trotz des Nachweises eindeutiger schädlicher Folgen

# Annäherung in Zahlen

Weltweit konsumieren rund zwei Milliarden Menschen Alkohol und etwa 246 Millionen illegale Drogen (UN 2015). Jeder Zehnte in Deutschland entwickelt eine Abhängigkeitserkrankung. Der Substanzkonsum hat gesundheitliche, soziale und ökonomische Folgen. Auf den Einzelnen umgerechnet wird von jedem Menschen über 15 Jahren 6,2 Liter purer Alkohol pro Jahr getrunken (WHO 2015).
Jährlich lassen sich 3,3 Millionen oder 5,9 Prozent aller weltweiten Todesfälle auf schädlichen Alkoholkonsum zurückführen. Die meisten alkoholassoziierten Todesfälle sind prozentual in Europa rapportiert. Alkohol und Drogen verursachen beim Einzelnen eine hohe Krankheitslast. Dem Alkoholkonsum werden in Europa 10,7 Prozent aller durch vorzeitiges Versterben oder Erkranken verlorene Anzahl gesunder Lebensjahre (DALYs = Disability Adjusted Life Years) zugeschrieben (DHS 2015).

Ungefähr ein Viertel (oder gut 80 Millionen) aller erwachsenen Menschen in Europa haben irgendwann in ihrem Leben illegale Drogen konsumiert, die meisten davon (ungefähr 70 Millionen) Cannabis (EMCDDA 2015). Die Zahlen zur Abhängigkeit von illegalen Substanzen basieren auf Schätzungen. Für 2013 wird von 1,3 Millionen Menschen mit einer Opioidabhängigkeit in Europa ausgegangen. Je nach Land sind das 1 bis 8 Personen pro 1.000 Einwohner. Allgemein geht der Opioidkonsum in Europa eher zurück, trotzdem sterben jährlich zwischen 10.000 und 20.000 Menschen an direkten und indirekten Folgen des Konsums. Insgesamt ist bei Opioidkonsumentinnen und -konsumenten die Mortalitätswahrscheinlichkeit mindestens zehnmal höher als bei den übrigen Angehörigen der gleichen Altersgruppe. Bei Opioidkonsumentinnen ist das Sterblichkeitsrisiko sogar bis zu dreißigmal so hoch wie bei den übrigen Angehörigen der gleichen Altersgruppe (EMCDDA 2015).

Einer gesundheitsökonomischen Schätzung für das Jahr 2007 zufolge belaufen sich die durch den Alkoholkonsum verursachten direkten und indirekten Kosten auf 26,7 Milliarden Euro (Adams, Effertz 2011). In Europa befanden sich 2012 mindestens 1,2 Millionen Menschen wegen ihrer Abhängigkeit von illegalen Drogen in Behandlung. Die meisten davon im ambulanten Setting (EMCDDA 2015). Die Behandlung von Substanzabhängigkeit hat sich in den letzten Jahren weiterentwickelt, und die aktuellen Methoden zeigen große Erfolgschancen (Wiesbeck 2007).

## Körperliche Auswirkungen

Länger dauernder Substanzkonsum geht fast immer mit negativen körperlichen Auswirkungen einher. Je nach Substanz und Konsumform sind die Begleiterscheinungen unterschiedlich. Die Forschung hat sich bisher hauptsächlich mit den Folgen von Alkoholkonsum befasst. Da die Lebenswelten von Menschen neben dem Substanzkonsum von verschiedensten individuellen Einflüssen bestimmt werden, ist es schwierig, kausale Zusammenhänge herzustellen. Für Pflegefachpersonen ist es wichtig, die Folgesymptome von Alkohol und Drogen zu kennen, um einerseits angepasste Pflege leisten und andererseits Informationen anbieten zu können.

In der Präventionsarbeit, sowohl von Konsum als auch vor Rückfällen, werden oft sogenannte Furchtappelle eingesetzt (BARTH, BENGEL 1998). Furchtappelle sind Aussagen, die dem Gegenüber üble Folgen für ein bestimmtes Verhalten oder das Unterlassen in Aussicht stellen. Die Wirkung von Furchtappellen wurde vor allem Mitte des letzten Jahrhunderts untersucht – damals konnte nur geringer Nutzen nachgewiesen werden. Die größte Verhaltensveränderung war bei Menschen zu beobachten, die an Edukationsprogrammen teilnahmen, welche am wenigsten bedrohend oder beängstigend erlebt wurden (JANIS, FESHBACH 1953).
Das Konzept der Recovery will Menschen dazu befähigen, ihr Leben wieder selbst in die Hand zu nehmen. Dazu gehört es, dass sie informierte Entscheidungen treffen. Aus diesem Grund macht es durchaus Sinn, über Folgeerkrankungen aufzuklären, aber nicht mit erhobenem Zeigefinger.
Oft sind die Folgeschäden noch nicht bekannt, wenn Menschen mit Abhängigkeitserkrankungen in die Klinik kommen, und es ist eine umfassende Untersuchung nötig. Dies kann mit Ängsten verbunden sein und ist je nach Diagnose eine große Herausforderung für Betroffene. Wenn man über eine lange Zeit mit der Entscheidung für oder gegen eine Therapie gerungen hat, sich schließlich für einen Entzug ausspricht und gleich am ersten Tag hört, dass man unter nicht reversiblen Folgeerscheinungen leidet, kann das die Motivation sehr stark dämpfen. In solchen Situationen ist Feinfühligkeit gefragt. Pflegefachpersonen müssen lernen, mit chronischen Erkrankungen umzugehen, dazu gehören neben der Abhängigkeit auch viele Folgeerkrankungen.

## Alkohol

Bis zu 75 Prozent aller Menschen, die zum stationären Alkoholentzug in eine Klinik kommen, leiden an körperlichen Folgeschäden. Chronischer Alkoholkonsum ist mit einem deutlich erhöhten Vorkommen von bösartigen Tumoren der Schleimhäute im Verdauungstrakt verbunden. Alkohol hemmt beim gesunden Menschen die Kontraktionsfähigkeit des unteren Ösophagussphinkters und der Peristaltik. Aus diesem Grund treten gehäuft Refluxprobleme auf, wie Sodbrennen oder ein Druckgefühl hinter dem Brustbein. Im Magen schädigt Alkohol die Magenschleimhaut, dies zeigt sich durch auftretende Gastritis. Die Darmschleimhaut wird durch chronisch erhöhten Alkoholkonsum ebenfalls gereizt, und es kann zu Polypen im Kolon kommen. Die häufigsten alkoholbedingten Erkrankungen sind Fettleber, Leberzirrhose und Alkoholhepatitis, chronische Pankreatitis und Malignome. Die Refluxösophagitis ist meist ein vorübergehendes Phänomen, das mit Medikamenten (Protonenpumpenhemmern) gemindert werden kann (ANDERSON u. a. 2009). Um die gereizte Schleimhaut zu entlasten, kann eine entsprechende Diät sinnvoll sein. Im pflegerischen Anamnesegespräch sollte das Thema Verdauung und Verdauungsbeschwerden – unter anderem die Farbe und Beschaffenheit des Stuhls – angesprochen werden, um mögliche Erkrankungen frühzeitig zu erkennen.

## Diätempfehlungen bei gereizten Schleimhäuten

Bei einer Entzündung der Magenschleimhäute richtet sich die Ernährung nach einer leichten Vollkost oder Schonkost, bis die Symptome abgeklungen sind. Da es keine allgemein festgeschriebene Diät für Gastritis gibt, handelt es sich hier um eine Empfehlung, die aus der Erfahrung und der Literatur zusammengetragen und mehrfach ausprobiert wurde.

**Allgemeine Empfehlung** Um den Verdauungsapparat zu entlasten, werden mehrere kleine Portionen am Tag empfohlen. So wird weniger Magensäure produziert. Es ist wichtig, dass gut gekaut und langsam gegessen wird. Lebensmittel sollten weder zu heiß noch zu kalt gegessen oder getrunken werden. Alle Speisen sollten nur mild gewürzt werden und weder scharf noch salzig sein. Auf fettiges Essen sollte verzichtet werden.

**Ungeeignete Lebensmittel** Lebensmittel mit hohem Fettgehalt gelten bei Entzündungen des Magen-Darm-Traktes als ungeeignet. Dazu gehören:

- Milchprodukte wie Käse oder Sahne
- Fettige Fleisch- oder Wurstsorten
- Fetthaltige Fische (z. B. Aal)
- Soßen wie Sauce hollandaise oder béarnaise
- Mayonnaise
- Frittierte Lebensmittel (Pommes, Chicken-Nuggets, etc.)

Von Alkohol, Kaffee, kohlensäurehaltigen und säurehaltigen Getränken (Orangensaft) wird abgeraten. Ebenfalls ungeeignet bei starken Beschwerden sind Backwaren (Brot, Brötchen, Kuchen). Sie gelten als schwer verdaulich. Relativ gut vertragen werden altbackenes Brot und Zwieback. Einige Gemüsesorten können die Problematik aufgrund eines blähenden Effekts negativ beeinflussen. Dazu gehören Kohlsorten, Zwiebeln und Hülsenfrüchte.

**Geeignete Lebensmittel** Neben der mild gewürzten, leichten Diätkost werden folgende Lebensmittel gut vertragen:

- Reife, säurearme Früchte (Bananen, Äpfel, Birnen, Melonen)
- Leicht verdauliches Gemüse (Fenchel, Zucchini, Erbsen, Karotten)
- Bouillon und leichte Gemüsesuppen
- Zwieback oder feines Vollkornbrot
- Warmer Tee, stilles Wasser

Sobald die Beschwerden abgeklungen sind, kann man beginnen, wieder auf Vollkost umzustellen.

Viele alkoholabhängige Menschen weisen Herz-Kreislauf-Erkrankungen auf. Vor allem Herzrhythmusstörungen, Kardiomyopathie und plötzlicher Herztod sind nachweisbare Folgen von erhöhtem Alkoholkonsum. Sie lassen sich einerseits auf erhöhten Blutdruck, andererseits auf eine Störung der Erregungsleitung zurückführen. Viel diskutiert wird die protektive Wirkung speziell von Rotwein. Studien haben gezeigt, dass moderater Konsum von Alkohol – die Art des Getränks spielt dabei keine Rolle – mit einer Senkung des Risikos für koronare Herzkrankheiten assoziiert wird.

Besonders in der Phase des körperlichen Entzugs macht eine engmaschige Kontrolle der Vitalwerte also durchaus Sinn. Wenn sich Blutdruck und Puls nach dieser Phase nicht stabilisieren, sollten weitere Untersuchungen und eine symptomfokussierte Therapie in Betracht gezogen werden (Stimpel 2001).

Alkoholkonsum kann zu akuten und chronischen neurologischen Erkrankungen führen. Zu den akuten werden Alkoholintoxikation, Entzugssyndrom und Krampfanfälle gezählt. Zu den chronischen Erkrankungen gehören Wernicke-Enzephalopathie, Korsakow-Syndrom, Pellagra und Degeneration oder Atrophie des Gehirns, durch die kognitive Fähigkeiten eingeschränkt sind. Ungefähr ein Drittel aller Menschen mit Alkoholabhängigkeit weisen Zeichen einer zerebralen Dysfunktion auf, wie Bewegungs- oder auffällige Konzentrationsstörungen. Eine weitere alkoholassoziierte Erkrankung ist Polyneuropathie. Je nachdem, welche Nervenfaserqualität betroffen ist, können unterschiedliche Symptome auftreten, von Sensibilitätsstörungen der Haut bis hin zu Muskelerschlaffung.

Neurologische Schäden sind meist nicht reversibel. In der Zusammenarbeit mit Menschen, die an einer alkoholbedingten Schädigung ihres Gehirns leiden (im Ergebnis Korsakow-Syndrom), ist eine leistungsgerechte Gestaltung der Therapie wichtig. Bei fortgeschrittener Demenz ist zu überlegen, welches Setting der betroffenen Person die besten Möglichkeiten bietet.
Eine erhöhte Vitamin-B-Gabe kann neurologische Schädigungen (Pellagra, Wernicke-Enzephalopathie, Korsakow-Syndrom) bis zu einem gewissen Grad vorbeugen. Einen fortgeschrittenen Mangel an Vitamin B erkennt man unter anderem an rissigen Mundwinkeln. Bei länger bestehendem Mangel von Nikotinsäure, einem Bestandteil von Vitamin B, kann sich Pellagra entwickeln. Diese wird oft nicht erkannt und zeigt sich in der Trias Demenz, Diarrhoe und Dermatose, wobei die neurologischen Auffälligkeiten eher an ein Delir erinnern (Oldham, Ivkovic 2012). Es können Bewusstseins- und Orientierungsstörungen, Halluzinationen oder Tremor auftreten.
Wenn Pellagra bemerkt wird, kann sie mittels der Gabe von Nikotinsäure gut behandelt werden. Da Pflegefachpersonen die meiste Zeit mit den Betroffenen verbringen, ist es wichtig, dass sie mit den Symptomen vertraut sind, um diese identifizieren und den Zusammenhang feststellen zu können.
Eine besondere Gefahr besteht für Menschen mit Diabetes (Typ 1 und 2), die gleichzeitig an einer Alkoholabhängigkeit erkrankt sind. Die Diabetes-Therapie lässt sich schwer steuern, und aufgrund der gestörten Leberfunktion besteht eine erhöhte Neigung zu Hypoglykämie. Eine seriöse, engmaschige Blutzuckerkontrolle und eine gesunde, ballaststoffreiche Kost können hier hilfreich sein (siehe S3-Leitlinie für die Ernährungsempfehlungen zur Behandlung und Prävention des Diabetes mellitus, DDG 2015). Aufgrund der gesteigerten Gefahr einer Polyneuropathie ist eine Hautkontrolle der Füße sinnvoll.
Eine weitere, besonders vulnerable Gruppe stellen schwangere Frauen dar. Durch den Konsum von Alkohol kann das ungeborene Kind eine Alkoholembryopathie (fetales Alkoholsyndrom) erleiden. Dies zeigt sich durch Entwicklungsstörungen, Aufmerksamkeitsdefizit, Hyperaktivität, geistige Behinderung und oft durch angeborene Herzfehler. In Deutschland werden jährlich etwa 3.500 Kinder mit ausgeprägter Alkoholembryopathie geboren (Möller u.a. 2013).

Im stationären Rahmen ist fortgesetzter Alkoholkonsum kaum von Bedeutung, im ambulanten Bereich sind noch keine gesicherten Daten vorhanden. Bisher nur wenig erforscht ist das Thema, ob Alkoholentzug den Fötus schädigt. Auch zur Nutzung unterstützender Medikamente liegen nur wenige Daten vor. In Tierversuchen hat sich eine massiv erhöhte Sterblichkeit der Föten unter Naloxon gezeigt (Thomas, Riley 1998). Im ersten Drittel der Schwangerschaft können Benzodiazepine das Risiko der Spaltbildung im Gesicht um ein Zehnfaches erhöhen. Dieser Effekt wird allerdings aufgrund der vielen anderen, möglicherweise verzerrenden Attribute, die benzodiazepinkonsumierenden Müttern – oft Raucherinnen, älter, geringe Bildung und aus sozial niedriger Schicht – zugeschrieben werden, kontrovers diskutiert (Dolovich u.a. 1998). Für den weiteren Verlauf der Schwangerschaft sind sie, unter Berücksichtigung des Gewöhnungseffekts und möglicher Entzugsbeschwerden des Kindes nach der Geburt, möglichst gering zu dosieren.
Schwangere Frauen mit einem Abhängigkeitsproblem haben mit Stigma, Selbstvorwürfen und Vorurteilen der Umgebung zu kämpfen. Sie benötigen speziell viel Aufmerksamkeit und Empathie und sollten von gynäkologischem Fachpersonal (Ärztinnen, Hebammen) betreut werden, das über ausreichend Erfahrung mit dieser Patientengruppe verfügt.

## Drogen

Aufgrund der breiten Masse an Substanzen, die unter dem Begriff »Droge« zusammengefasst werden, ist es schwierig, allgemeingültige Aussagen zu treffen. Bei Injektion der Substanz (z.B. Heroin, Kokain) kann es aufgrund der Stichverletzung zu Abszessen kommen. Durch die Verwendung eines unsauberen Spritzbestecks können diverse Krankheitserreger übertragen werden. Dazu gehören Hepatitis und HIV. Neugeborene von suchterkrankten Müttern leiden häufig unter dem neonatalen Abstinenzsyndrom. Sie haben Krämpfe, Schmerzen, Verdauungsprobleme und weitere Entzugserscheinungen.
Heroin und Kokain schaden den Zähnen und dem Zahnfleisch. Während Heroin den Zahnschmelz angreift, bildet sich bei Kokainkonsum das Zahnfleisch zurück. Bei nasalem Konsum kann es zu Defekten der Schleimhaut oder des Nasenseptums kommen. Weitere körperliche Folgeerkrankungen sind Herz-Kreislauf-Probleme, Hautdefekte, Durchblutungsstörungen, Libidoverlust und Erektionsstörungen (Möller u.a. 2013). Die besondere Aufmerksamkeit der Medien gilt zurzeit

Methamphetaminen (Crystal Meth). Die Konsumform ist, wie bei Heroin oder Kokain, vielseitig und mögliche Folgeerkrankungen ähneln denen der genannten Substanzen. Die Substanz ist relativ günstig und in einigen Gegenden sehr leicht zu beziehen. Das hohe Abhängigkeitspotenzial und der gesteigerte Antrieb fördern zudem substanzassoziierte Delikte.
Da Drogen sehr oft mit diversen Hilfsstoffen gestreckt werden, wird die Palette möglicher Nebenwirkungen noch breiter. Abszesse, allergische Reaktionen oder Vergiftungen sind mögliche Begleiterscheinungen. Zum Teil werden Substanzen mit Medikamenten, Zucker, Staub oder Ähnlichem gestreckt, die Wirkung ist danach kaum noch abschätzbar. In der Schweiz wird vereinzelt ein Drug-Check-Service angeboten, bei dem Substanzen vor Konsum zur chemischen Analyse gegeben werden können. Ziel ist es, zu informieren und den Schaden möglichst gering zu halten. Zum Angebot gehört ein Beratungsgespräch mit ausgebildetem Fachpersonal.

## Psychische Auswirkungen

Alkohol und Drogen haben eine direkte Wirkung auf die Psyche und können z. B. Glücksgefühle oder Entspannung auslösen. Aus diesem Grund werden sie meist eingenommen. Es ist aber auch eine Reihe von Nebenwirkungen bekannt, und bei länger dauerndem Konsum können sich psychische Veränderungen einstellen. Während Rauschzuständen kann es zu Enthemmung, aggressiver Gereiztheit, Bewusstseinsstörungen, Desorientiertheit, Angst, Erregung oder Ataxie (z. B. zu unkontrollierten, unzweckmäßigen Bewegungen) kommen. Ebenso können Wahrnehmungsveränderungen, Halluzinationen oder Wahn auftreten (Soyka u. a. 2008).
Pflegefachpersonen sind in diversen Bereichen tätig, sodass die Möglichkeit groß ist, Menschen in einem Rauschzustand anzutreffen. Dann steht die Sicherheit an erster Stelle. Eine Intoxikation ist für Betroffene und Helfende gleichermaßen gefährlich, und bei Agitation (pathologischer Unruhe) und Aggressivität sollten Pflegefachpersonen keine für sie gefährlichen Alleingänge unternehmen. In angespannten Situationen kann es helfen, für eine ruhige Umgebung zu sorgen. Es kann aber auch sein, dass die betroffene Person durch Gespräche nicht zu erreichen ist und

die gefährliche Situation mittels Polizeieinsatz oder (in der stationären Psychiatrie) mittels Sicherheitsmaßnahme aufgelöst werden muss. Sowohl für die Betroffenen als auch für die Beteiligten des Helfernetzes ist dies sehr belastend. Nach Abklingen des Rauschzustandes ist es wichtig, das Gespräch zu suchen und die Situation gemeinsam zu reflektieren und zu evaluieren.
Bisher gibt es nur wenige Untersuchungen, die klare Zahlen zu psychischen Auswirkungen der Abhängigkeit liefern. Ein großes Problem liegt darin, dass im Nachhinein nur schlecht feststellbar ist, ob jemand bereits vorgängig (primär) an einer psychischen Veränderung gelitten oder sie sich sekundär eingestellt hat. Als gesichert gilt, dass sich durch chronischen Substanzkonsum Veränderungen im psychosozialen Verhalten einstellen. Dazu gehören zunehmende soziale Ausgrenzung (Deprivation), eine Persönlichkeitsveränderung im Sinne einer Nivellierung oder Entdifferenzierung (»entkernte Persönlichkeit«) und die Vernachlässigung von Interessen (Soyka u.a. 2008).
Im Entzug zeigt sich oft eine gewisse Gereiztheit und Niedergeschlagenheit. Diese erklären sich einerseits durch das Fehlen der stimmungsaufhellenden Substanz, andererseits durch die entzugsbedingten Beschwerden und sind vorübergehend.

## Komorbidität

Wir Menschen sind komplexe Wesen, und es ist sehr selten, dass wir nur ein isoliertes Gesundheitsproblem haben. So ist es auch mit einer Abhängigkeitserkrankung. Viele Betroffene leiden parallel an einer somatischen oder psychischen Erkrankung, die in die Behandlung einbezogen werden muss. Wenn jemand z. B. unter massiven Rückenschmerzen leidet, macht es wenig Sinn, die Opiate zu stoppen, ohne vorher eine schmerzlindernde Alternative einzusetzen. Dasselbe Prinzip kommt bei Doppeldiagnosen aus dem psychiatrischen Bereich zum Zug: Niemandem die Krücke wegnehmen, bevor er nicht laufen kann. Für das Pflegeteam bedeutet das, dass in einem ersten Schritt herausgefunden werden muss, welche Funktion die Substanz übernimmt, um so festzustellen, was zu unterstützen ist (siehe Kapitel »Informationen sammeln«, S. 47). Substanzen können der betroffenen Person als möglicher Ausweg erscheinen, langfristig führen sie aber oft zu weiteren Problemen.

Es gibt zahlreiche Komorbiditätsmodelle, die von Kausalität bis hin zu komplexen Wechselwirkungen reichen (Krausz u.a. 2003), für die Betroffenen macht es wenig Unterschied. Sowohl psychische als auch physische Komorbidität bringen viele suchtspezifische Institutionen an ihre Grenzen. Oft fehlen in den Einrichtungen die nötigen Mittel, wie z.B. Betten, die sich für unterstützte Körperpflege hoch- und runterfahren lassen, oder eine rollstuhlgerechte Bauweise. Hinzu kommt, dass spezialisierte Psychiatriepflegefachpersonen häufig Wissenslücken und auch ein weniger geschultes Auge für körperliche Erkrankungen und Bedürfnisse mitbringen. Da sich Abhängigkeit aber auf den gesamten Körper auswirkt, sind Pflegefachpersonen darin gefordert, ihr Wissen und ihre Wahrnehmung zu schärfen, um die Betroffenen optimal unterstützen zu können.

**Beispiel** Markus, 46 Jahre alt, leidet seit knapp dreißig Jahren an einer Alkoholabhängigkeit. Nun möchte er seine Konsummenge reduzieren und ist deshalb in eine Entzugsklinik eingetreten. Markus hat Schwierigkeiten, die Treppe in den ersten Stock hochzugehen, er kommt schnell außer Atem. Seine Haut weist einen Gelbstich auf, er hat einen großen Bauchumfang und ist sonst eher schmal gebaut.

Im Beispiel von Markus sind Hinweise auf somatische Folgeerkrankungen und mögliche Komplikationen versteckt, die die weitere Planung des Pflegeprozesses beeinflussen. Der Gelbstich der Haut lässt an ein Leberproblem, der vergrößerte Bauchumfang und die Atemnot an Aszites denken. Markus muss dringend körperlich untersucht und sein Blut auf die Leberwerte getestet werden. Wenn die Leber stark geschädigt ist, z.B. durch fortgeschrittene Leberzirrhose, kann Markus eine portale Hypertension zeigen. Dies wäre ein Risikofaktor für Ösophagusvarizen, deren Blutung lebensgefährlich ist. Das Pflegeteam sollte auch vor dem Feststehen einer ärztlichen Diagnose auf eine engmaschige Blutdruckkontrolle achten und eine große Anstrengung vermeiden.
Körperliche Komorbidität ist nicht immer alkoholassoziiert. So kann z.B. ein Mensch an einer Multiplen Sklerose (MS) leiden und gleichzeitig eine Abhängigkeitserkrankung haben. Pflegefachpersonen kommt hier die Aufgabe zu, sowohl die MS-spezifischen als auch die abhängigkeitsspezifischen Bedürfnisse mit der erkrankten Person gemeinsam zu evaluieren und die Ziele und Maßnahmen zu planen. Die meisten Betroffenen, die eine körperliche Komorbidität haben, kennen diese

Erkrankung schon länger und sind Experten auf dem Gebiet ihrer Bedürfnisse. Gleichzeitig ist es sinnvoll, wenn sich Pflegefachpersonen mithilfe von Fachliteratur für die aktuelle Situation fit machen.
Viele Behandlungsteams sind überzeugt, dass psychische Komorbiditäten sie vor große Herausforderungen stellen. Bis vor Kurzem galten Doppel- oder Dualdiagnosen in einigen suchtspezifischen Institutionen als Ausschlusskriterium. Das macht bei den hohen Prävalenzzahlen von psychischen Erkrankungen bei Menschen mit Abhängigkeitserkrankung wenig Sinn (Krausz u.a. 2003) (siehe Abschnitt »Konsum als Selbstmedikation«, S. 29).
Bei einer vorliegenden psychischen Komorbidität bestimmt das Behandlungsteam gemeinsam mit den Betroffenen, wie die Probleme angegangen werden. Substanzreduktion kann zu einer Verstärkung, aber auch zu einer Linderung der Symptome führen. Gerade während der Entzugsphase ist eine gute Beobachtung vonseiten der Betroffenen als auch vonseiten der Pflegefachpersonen gefragt. Da diese genaue Beobachtung als sehr kontrollierend erlebt werden kann, empfiehlt es sich, die Vorgehensweise mit den Betroffenen zu Beginn abzusprechen. Nach Beendigung der akuten Entzugsphase ist die psychische Erkrankung in die Behandlung einzubeziehen, damit bedürfnisgerechte Angebote gemacht werden können.

**Beispiel** Lisa ist 36 Jahre alt, hat einen stationären Methadonentzug hinter sich und nun eine halbstationäre Langzeittherapie begonnen. Vor 15 Jahren wurde bei ihr eine Bipolare Erkrankung diagnostiziert. In den letzten drei Jahren war sie sechsmal manisch. Sie erzählt, dass sie in diesen Phasen jeweils viel Geld verschenkt und sich ihrer Familie gegenüber »unmöglich« aufgeführt habe. Lisa hat große Angst davor, wieder manisch zu werden. In den vergangenen zwölf Monaten hat sie Frühwarnzeichen ausgearbeitet, wie wenig Schlaf, Kokainkonsum oder das Absetzen von Medikamenten. Vom Methadon hat Lisa in den letzten Jahren kaum noch eine Wirkung gespürt, sie geht aber davon aus, dass es die manischen Symptome gedämpft habe. Die medikamentöse Phasenprophylaxe nimmt Lisa weiterhin ein.

Lisa ist ein gutes Beispiel für eine »Expertin in eigener Sache« – sie kennt ihre Erkrankung und weiß um ihre individuellen Frühwarnzeichen. Das Pflegeteam kann mit ihr gemeinsam erarbeiten, wie manische Symptome beobachtet werden sollen. Die Umstellung, die der Methadonentzug auf

biochemischer Ebene mit sich bringt, fordert zudem eine Kontrolle der Plasmaspiegel, damit die medikamentöse Phasenprophylaxe weiterhin gut und sicher wirkt.
Pflegefachpersonen sind bei Doppeldiagnosen auch darin gefordert, Maßnahmen anzubieten, die für beide Erkrankungen gleichermaßen hilfreich sind. Das Vorliegen einer psychischen Erkrankung kann dazu führen, dass Betroffene weniger belastbar sind und auf scheinbar alltägliche Anforderungen extrem reagieren. Dieser Verletzlichkeit müssen sich Behandlungsteam und Betroffene gleichermaßen bewusst sein, um mit Möglichkeiten und Grenzen angemessen umgehen zu können. Es ist z. B. wenig sinnvoll, auf das Aufbauen einer Freizeitaktivität in einem Verein zu pochen, während die betroffene Person an massiver Sozialphobie leidet.

## Das Abhängigkeitsverständnis

Eines vorweg: Es gibt in der Wissenschaft keine einheitliche Definition für das sogenannte Abhängigkeits- oder Suchtverständnis. Der Begriff wird in vielen Kliniken und Institutionen verwendet, um im Leitbild zu beschreiben, wie Sucht und Abhängigkeit in der jeweiligen Einrichtung verstanden und der Substanzabhängigkeit begegnet wird. Das Abhängigkeitsverständnis einer therapeutischen Gruppe – z. B. eines Pflegeteams – wird stark geprägt von der Einstellung des Einzelnen. Das persönliche Abhängigkeitsverständnis hat viel damit zu tun, wie eine Person selbst die Entstehung, den Verlauf und die Möglichkeit zur Gesundung einschätzt. Ein Behandlungsteam muss eine gemeinsame Haltung entwickeln, wie Abhängigkeit gesehen und verstanden wird. Ein gemeinsames Verständnis erleichtert die Zusammenarbeit, das Festlegen von Regeln und die Diskussion über Ausnahmen enorm. Als hilfreich haben sich hier Supervisionen und Teamgespräche zum Thema erwiesen. Das Abhängigkeitsverständnis ist kein statisches Konstrukt, sondern verändert sich mit der Zeit und den gemachten Erfahrungen. Deshalb ist es wichtig, diese Klärung nicht nur einmalig vorzunehmen.
Es gibt unzählige Theorien, die aufzuschlüsseln versuchen, wieso ein Mensch von einer Substanz abhängig wird. Keine davon kann für sich behaupten, Suchtentstehung abschließend zu beschreiben (Barth 2011). Am einfachsten lassen sie sich in soziologische, psychologische und bio-

logische Erklärungsansätze unterteilen. Heute ist man überzeugt, dass die verschiedenen Theorien ineinanderspielen und sich gegenseitig ergänzen. Verbreitet ist das biopsychosoziale Modell nach Wilhelm Feuerlein, das Abhängigkeitsentstehung in den drei Hauptbereichen Droge (mit Wirkung und Abhängigkeitspotenzial), Person (mit genetischen und psychischen Eigenschaften) und Umwelt (mit fördernden und hemmenden Einflüssen) aufzeigt (Cardinal, Everitt 2004, Soyka u.a. 2008).

Abbildung 2 **Trias der Suchtursachen**
**Stephan Sting / Cornelia Blum: Soziale Arbeit in der Suchtprävention**
**© 1. Auflage 2003 Ernst Reinhardt Verlag München, S. 35**
**www.reinhardt-verlag.de**

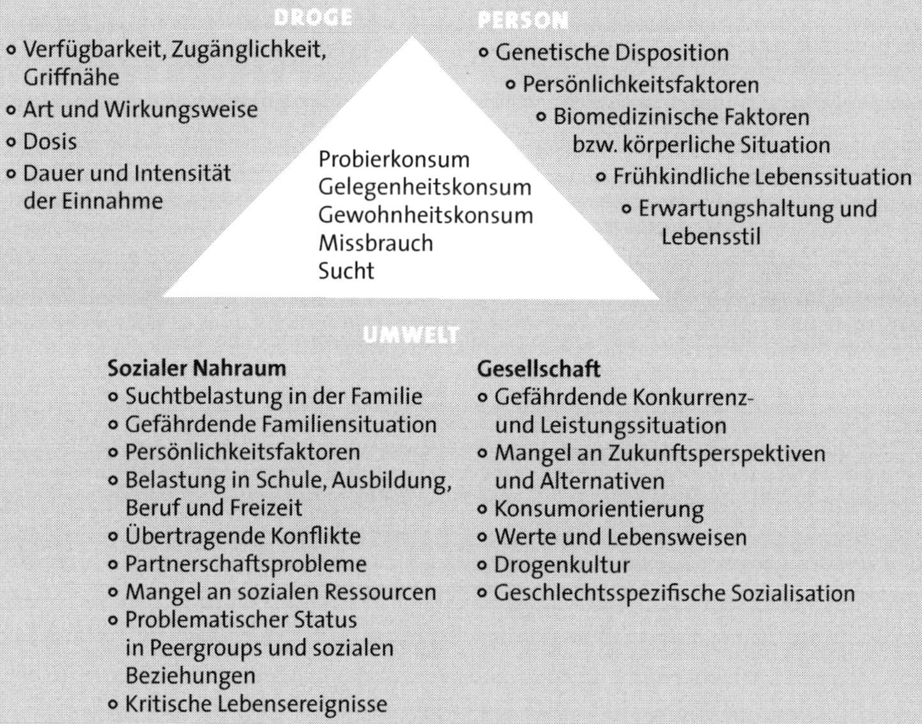

**Soziologische Erklärungsansätze** → Soziologische Theorien erklären Konsumverhalten anhand gesellschaftlicher Einflüsse und Rahmenbedingungen. Bei der Entstehung von Abhängigkeit spielen folgende Faktoren mit (Türk, Bühringer 1999):

- Allgemeine Schwierigkeiten des Einzelnen, sich in einer Gesellschaft zurechtzufinden, in der soziale Risiken, wie etwa arbeitslos zu werden, zunehmend individualisiert werden
- Mangelnde Zukunftsperspektiven und -ängste vor allem im Arbeits- und Ausbildungsbereich
- Massive Verführung zu Suchtmittelkonsum durch entsprechende Leitbilder, Werbung oder Schönheitsideale
- Erlebnis- und Konsumorientierung
- Belastungen in Ausbildung, Arbeit, Freizeit
- »Peergroup-Effekt«: Der erste Suchtmittelkonsum vollzieht sich in der Regel nicht isoliert, sondern innerhalb einer Gruppe von Gleichaltrigen
- Familiäre Einflüsse: Fehlerhafte Erziehungsstile (zu viele oder zu wenige Grenzen, mangelnde Konsequenz), Vorbildverhalten, Beziehungskrisen

**Psychologische Erklärungsansätze** → Psychologische Theorien beschreiben Konsumverhalten anhand der Erfahrungen und dem Erleben des Einzelnen. Die wichtigsten sind der psychoanalytische Ansatz, das lerntheoretische Erklärungsmodell und systemische Theorien.

- Im psychoanalytischen Ansatz wird die Ursache der Abhängigkeitsentwicklung in einer Störung der Persönlichkeitsentwicklung gesehen.
- Im lerntheoretischen Erklärungsmodell wird Persönlichkeitsentwicklung mit Lernerfahrungen gleichgesetzt und Abhängigkeit als erlerntes Verhalten verstanden.
- Systemische Theorien stellen Beziehungen und Dynamiken zwischen Menschen in den Fokus. Sie fragen weniger nach der Abhängigkeitsentwicklung als nach Mechanismen, die durch den Konsum aufrechterhalten oder verändert werden (Petzold u.a. 2007).

**Biologische Erklärungsansätze** → Der biologische Theorieansatz führt stoffgebundene Abhängigkeiten auf biologische Gesetzmäßigkeiten zurück. Die unterschiedlichen legalen und illegalen Substanzen greifen in verschiedene Stoffwechselprozesse des Gehirns ein und bewirken dort

Veränderungen. Heute geht man davon aus, dass eine psychoaktive Substanz zum Missbrauch verleiten kann, wenn sie hirneigene Mechanismen aktiviert und ein subjektiv empfundenes Belohnungsgefühl – im Belohnungssystem des Zentralnervensystems – erzeugt.
Unter natürlichen Bedingungen wird dieses System durch lebensnotwendige Prozesse wie Essen, Trinken, Sexualverhalten oder Fürsorgeverhalten aktiviert. Vermutet wird, dass bestimmte Personengruppen anfälliger sind, ein Suchtverhalten zu entwickeln (BATRA, BILKE-HENTSCH 2011).

**Konsum als Selbstmedikation** → Menschen erleben während ihres Lebens schöne und schlimme Dinge. Mit den schlimmen Dingen müssen sie irgendwie umgehen. Bereits Mitte der Achtzigerjahre hat Edward KHANTZIAN (1985) die Theorie der Selbstmedikation entwickelt. Demnach wählen Betroffene Substanzen gemäß ihrer spezifischen Wirkung aus, um mit den jeweils vorherrschenden Symptomen besser zurechtzukommen. So wird z. B. Kokain gegen Antriebslosigkeit und vermindertes Selbstvertrauen oder Alkohol gegen Albträume eingenommen. Für Menschen mit Abhängigkeit bedeutet eine Doppeldiagnose, dass mit dem Substanzentzug ein Werkzeug wegfällt, das ihnen bisher im Umgang mit ihrer psychischen Erkrankung geholfen hat. Sie brauchen deshalb spezifische Unterstützung und Behandlung für ihre Grunderkrankung.
Mehrere Studien stützen den Ansatz, dass Substanzabhängigkeit in engem Zusammenhang mit erlittenen Traumata steht (MCFARLANE 1996). Schätzungsweise ein Drittel aller psychisch erkrankten Menschen entwickelt eine Substanzabhängigkeit (GOUZOULIS-MAYFRANK 2007). Dabei stehen folgende Störungen im Vordergrund (TÄSCHNER u. a. 2010): Persönlichkeitsstörungen (30 bis 70 Prozent), affektive Erkrankungen (v.a. Depressionen: 30 bis 70 Prozent), Angststörungen (25 bis 40 Prozent), Essstörungen (5 Prozent) und schizophrene Erkrankungen (5 Prozent).

## Schutz- und Risikofaktoren

Zwei Menschen wachsen im selben Ort auf. Sie gehen zur selben Schule, haben dieselben Freunde, besuchen beide die Berufsschule, machen eine Lehre, werden erwachsen. Beide werden mit Anfang dreißig Eltern, haben je zwei Kinder, arbeiten Vollzeit. Einer von beiden wird alkoholabhängig, der andere nicht. Warum?

Jeder Mensch bringt seine individuelle Geschichte, seine persönlichen Voraussetzungen und seine höchsteigene Lebenswelt mit. Jeder Mensch hat in seinem Leben Dinge erlebt und erfahren, die ihn schwächen, und andere, die ihn stärken (THOMASIUS u.a. 2009).

Abbildung 3 **Modell der Risiko- und Schutzfaktoren** (Sucht Schweiz 2013)

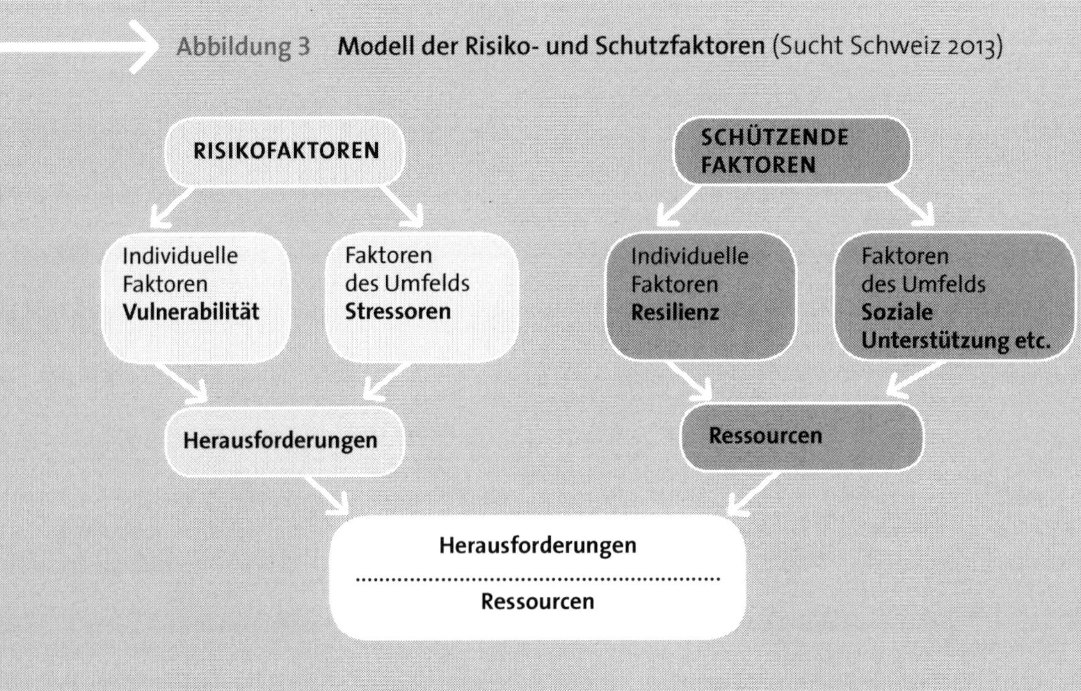


**Risikofaktoren** → Risikofaktoren erhöhen die Wahrscheinlichkeit, dass Menschen ein problematisches Verhalten zeigen. Je mehr solcher Eigenschaften vorhanden und je stärker sie ausgeprägt sind, desto eher stellt sich ein gefährlicher Konsum ein. Sie können beim einzelnen Menschen, in der Familie, bei Bezugspersonen, in der Gesellschaft oder im direkten sozialen Umfeld liegen.

**Risikofaktoren für Abhängigkeit** (Sucht Schweiz 2013)

- Leichte Erhältlichkeit von Substanzen
- Geringer sozialer Zusammenhalt
- Mangelnde soziale Kontrolle
- Ungünstige soziale Ausganslage (»schwierige« Familienverhältnisse)
- Unklare Normen
- Genetische Risikofaktoren
- Gewalt- oder Missbrauchserfahrung

**Schutzfaktoren** → Schutzfaktoren tragen zum Erhalt und zur Förderung von Wohlbefinden bei, indem sie die Wirkung von Risikofaktoren dämpfen (»abpuffern«). Aber auch wenn keine Risikofaktoren vorhanden sind, wirken Schutzfaktoren positiv auf Menschen. Sie liegen, wie Risikofaktoren, auf verschiedenen Ebenen und sind Grundlage der Resilienzforschung.

**Schutzfaktoren vor Abhängigkeit** (Sucht Schweiz 2013)

- Möglichkeit zur Teilhabe an sozialen Aktivitäten
- Positive Werte und Normen (und deren Umsetzung)
- Stabile, gute Bindung in der Familie
- Konsistenter Erziehungsstil
- Kognitive Kompetenzen
- Soziale und emotionale Kompetenzen

Nicht alle Schutz- und Risikofaktoren sind im gleichen Maß veränder- und beeinflussbar. Es gibt aber einige Interventionen, die den Schutz vor einer Erkrankung erhöhen und in der Präventionsarbeit erfolgreich aufgegriffen werden, wie die Aufklärung über die Gefahren des Konsums oder Bewegungsprogramme für Kinder und Jugendliche.
Einige Schutz- und Risikofaktoren, wie z. B. ein konsistenter Erziehungsstil, lassen sich im Nachhinein nicht mehr beeinflussen. Diese Tatsache gilt es, zu akzeptieren und nach Möglichkeit mit ihr Frieden zu schließen. Manche Risikofaktoren lassen sich gut in die pflegerische Arbeit

einbinden, indem sie offengelegt und mögliche Ziele und Interventionen dazu gesucht werden. Bei mangelnder sozialer Unterstützung kann beispielsweise ein Ziel sein, dass sich die betroffene Person zugehörig fühlt und Unterstützung erlebt.

## Recovery – genesen dürfen

Abhängigkeitserkrankungen sind in allen menschlichen Kulturen vorzufinden. Dennoch besteht nach wie vor eine starke Stigmatisierung von Menschen mit Suchtproblemen. Viele Mitarbeitende aus dem Gesundheitswesen sind pessimistisch, dass betroffene Personen genesen können. Ebenso scheint das Krankheitsverständnis nicht immer gegeben zu sein. Für einen Großteil der Helfenden ist es schwierig, Empathie mit den Betroffenen zu empfinden. Ein Grund hierfür könnte sein, dass Menschen mit Abhängigkeitserkrankungen stärker für ihre Erkrankung verantwortlich gemacht werden als Menschen mit anderen Diagnosen (Strauser u.a. 2009). Über die Medien wird ein negatives Bild vermittelt, das die Gefährlichkeit von psychischen Erkrankungen im Allgemeinen hervorhebt.
Als Gegenbewegung zu diesem Nimbus der Hoffnungslosigkeit entstand das Konzept der Recovery. Bereits um 1930 entwickelte es sich aus der Betroffenenbewegung der Anonymen Alkoholiker und schlug in der Selbsthilfebewegung große Wellen. Übersetzt wird der Ansatz oft mit Gesundung, Genesung, Wiedererlangen von Fähigkeiten. Die am weitesten verbreitete Definition stammt von William Anthony (1993, S. 17, eigene Übersetzung):

» Recovery beschreibt einen zutiefst persönlichen, einzigartigen Veränderungsprozess im Verhalten, in den Werten, Gefühlen, Zielen, Fertigkeiten und Rollen einer Person. Es ist eine Möglichkeit, trotz der durch eine psychische Erkrankung verursachten Einschränkungen ein zufriedenstellendes, hoffnungsvolles und konstruktives Leben zu leben. Recovery beinhaltet die Entwicklung eines neuen Sinns und einer neuen Aufgabe im Leben, während man gleichzeitig über die katastrophalen Auswirkungen von psychischer Erkrankung hinauswächst. «

Jeder Mensch hat die Möglichkeit, von seiner psychischen Erkrankung zu genesen, das gilt auch für Menschen mit Abhängigkeitserkrankungen. Genesung ist nicht unbedingt mit Heilung gleichzusetzen, sondern es geht darum, ein zufriedeneres Leben zu führen und an Lebensqualität zu gewinnen. Was Recovery für den Einzelnen bedeutet, sei es ein abstinenzorientiertes Leben, eines mit kontrolliertem Konsum oder mit Substanzen als Medikation (z.B. methadongestützte Behandlung), entscheiden die Betroffenen frei für sich und wählen im Moment stimmige Ziele. Pflegefachpersonen können sie einerseits in der Benennung, andererseits in der Erreichung dieser Absichten unterstützen.
Recovery beschreibt somit einen Prozess, der wandelbar ist (siehe Kapitel »Die richtige Pflege zur richtigen Zeit«, S. 81). Er kann in fünf Phasen unterteilt werden.

**Die fünf Phasen des Recoveryprozesses** (nach ANDRESEN u.a. 2006)

1. **Moratorium** Rückzug, Verlust, Hoffnungslosigkeit
2. **Erkenntnis (Awareness)** Nicht alles ist verloren, ein erfülltes Leben ist möglich
3. **Vorbereitung (Preparation)** Stärken und Schwächen werden wahrgenommen, die Recoveryarbeit an Fähigkeiten und Fertigkeiten beginnt
4. **Wiederaufbau (Rebuilding)** Wieder Kontrolle über das eigene Leben übernehmen, sich aktiv für ein positives Selbstbild einsetzen
5. **Wachstum (Growth)** Individuell den Sinn der Erkrankung und Gesundung erkennen, positiven Selbstwert erlangen

In der Literatur finden sich zahlreiche Abfassungen zum Thema Recovery. Empfehlenswerte Grundlagenwerke dazu sind: »Recovery. Das Ende der Unheilbarkeit« (2007) von Michaela AMERING und Margit SCHMOLKE, der Basiswissenband »Empowerment und Recovery« (2016) von Andreas KNUF sowie sein Aufsatz »Vom demoralisierenden Pessimismus zum vernünftigen Optimismus« (2004). Wie recoveryorientierte Pflege im Alltag gelebt werden kann, wird in der gratis verfügbaren Broschüre »100 Wege, um Recovery zu unterstützen. Ein Leitfaden für psychiatrische Fachpersonen« (2009a) von Mike SLADE beschrieben (www.pflege-in-der-psychiatrie.eu).

Die Zahlen zur Genesung schwanken für Menschen mit Suchterkrankungen zwischen 10 und 60 Prozent (BFS 2016). Viele Menschen mit Abhängigkeitserkrankungen werden allerdings medizinisch nicht betreut und bleiben somit statistisch unberücksichtigt. Es ist ethisch nicht zu rechtfertigen, einem therapiewilligen Menschen mit einer Haltung gegenüberzutreten, die ihm die Zuversicht raubt. Hoffnung ist ein zentraler Bestandteil von Recovery, und für Menschen mit lang dauernden Erkrankungen ist es schwierig und anstrengend, Hoffnung zu haben. Als professionell Tätige haben wir die Verpflichtung, Menschen in ihrer Zuversicht zu stärken.

Recoveryorientiertes Arbeiten zeichnet sich für Fachpersonen darin aus, den Fokus und die Haltung gegenüber Patientinnen und Klienten sowie psychischer Erkrankung zu verlagern. In der traditionellen Psychiatrie steht im Handeln von Fachpersonen das »Tun *für*« im Mittelpunkt. Im Gegensatz dazu ist das »Tun *mit*« Grundgedanke des recoveryorientierten Handelns. Wo die traditionell geprägte Psychiatrie den Schwerpunkt auf die Behandlung und den Schutz der Betroffenen legt, versucht das Konzept der Recovery, die Selbstmanagementfähigkeiten zu fördern (Knuf 2004). Die persönliche Expertise der betroffenen Person ist dabei entscheidend.

Charlene Syx (1995, S. 84) beschreibt die Folgen der traditionellen psychiatrischen Behandlung als »den Menschen mit einer schützenden Seifenblase umgeben und ihn von der Gesellschaft und so auch von seiner Zukunft abschirmen«. In schweren Krisen hat dieser Ansatz durchaus seine Berechtigung, wird er aber weitergezogen, kann er Chronizität und Hospitalismus begünstigen.

**Merkmale einer recoveryorientierten Arbeitsweise**

- Fördern von Hoffnung
- Fördern von Selbstbestimmung
- Fördern von Wissen
- Fördern von Lebenszufriedenheit
- Vermehrte Nutzung von Selbsthilfemöglichkeiten

Die ständigen Kontrollen, der Druck und das System von Fehler und Strafe in vielen traditionellen Behandlungsangeboten aus dem Abhängigkeitsbereich stehen jedoch einem partnerschaftlichen Verhältnis und einer gleichberechtigten Zusammenarbeit entgegen.
Im Laufe des Paradigmenwandels zum »Tun *mit*« werden Helfende zu Begleitenden. Sie wirken als motivierender Faktor, halten die Zuversicht hoch, wenn die Betroffenen diese kaum noch haben, und unterstützen sie, ihre eigenen Ziele und Wege zu finden (Slade 2009 b). Auch die Rolle der Betroffenen verändert sich. Vom reinen Konsumenten der Gesundheitsleistung Suchttherapie werden sie zu aktiv Mitwirkenden. Sie selbst sind verantwortlich für ihren Gesundungsprozess, tragen zu ihrer Therapie bei, formulieren und verfolgen ihre eigenen Ziele. Aus diesen neuen Rollen ergibt sich eine entspanntere, aber auch intensivere Form der Zusammenarbeit.
Grundsätzlich ist eine recoveryorientierte Pflege in allen Behandlungssettings möglich. Je nach Gegebenheiten und Genesungsphase zeichnen sich Interventionen durch unterschiedliche Schwerpunkte aus. Recovery ist kein linearer Prozess, die Phasen gehen ineinander über und können sich auch wiederholen. Die folgende schematische Darstellung einer phasenbezogenen Pflege soll aufzeigen, dass eine Sensibilisierung für die unterschiedlichen Bedürfnisse Betroffener zu einer zufriedenstellenderen Zusammenarbeit führen kann. Recovery meint nicht die Abstinenz von Substanzen, sondern wird von jeder betroffenen Person für sich individuell festgelegt.

## Moratorium

Menschen mit Abhängigkeitserkrankungen, die sich im Moment keine Änderung ihrer Situation oder ihres Konsums vorstellen können, benötigen oft viel Zeit, um sich umzuorientieren. Die Lage scheint ihnen hoffnungslos und eine Veränderung zum Positiven unvorstellbar. Vielfach scheinen sie sich mit ihrer Situation abgefunden zu haben. Sie begegnen Pflegefachpersonen häufig im ambulanten Rahmen, z. B. in der Ambulanten Psychiatrischen Pflege, in der kontrollierten Betäubungsmittelabgabe, in »schadensmindernden« Angeboten (z. B. Spritzen-Tausch-Kiosk) oder in Wohnheimen.

**Beispiel** Frank ist 41 Jahre alt. Er konsumiert seit 25 Jahren verschiedene Substanzen, in den letzten Jahren hauptsächlich Heroin, Benzodiazepine und Alkohol. Frank lebt seit mittlerweile zwei Jahren in einem Dreibettzimmer eines Männerwohnheims, in dem Alkohol erlaubt ist. Er nutzt das Wohnheim nur zum Schlafen, seine persönlichen Gegenstände passen in eine Einkaufstasche, die Frank überall mit hinnimmt. Seit einem Jahr trifft er sich einmal wöchentlich mit Janosch, einem ambulant tätigen Psychiatriepflegefachmann. Sie sprechen dann eine halbe Stunde über das Wetter, die politische Lage und manchmal auch über den Drogenkonsum.

Oft berichten Menschen in dieser Phase von einer langen Leidensgeschichte mit vielen Rückschlägen und verpassten Chancen. Selten besteht ein funktionierendes Beziehungsnetz, und die meisten Kontakte sind entweder aus dem professionellen Helfernetz oder konsumassoziiert. Menschen in solchen Situationen benötigen viel Zeit und eine stabile Beziehung. Im Beispiel hält Frank die Beziehung aus freien Stücken aufrecht. Janosch bietet ihm jede Woche die Möglichkeit, in Kontakt zu treten. Er nimmt jede Bereitschaft von Frank, den Konsum oder eine Veränderung seiner Situation zu thematisieren, ernst und lässt diesen Themen den nötigen Raum. Janosch erfüllt in dieser Phase die Funktion eines »Hoffnungsträgers«. Er steht Frank aufmerksam zur Seite, um ihn zu unterstützen, wenn er für den nächsten Schritt bereit ist.

## Erkenntnis

Die Idee, die eigene Situation zu verändern und Einfluss zu nehmen, kann gleichzeitig beflügeln und Angst machen. Menschen, die eine Veränderung in Betracht ziehen, können Pflegefachpersonen in den gleichen Situationen begegnen, wie Menschen, die sich im Moratorium befinden. Der Übergang ist fließend, und Pflegefachpersonen sind darin gefordert, Veränderungen wahrzunehmen und Betroffenen die Beziehung zu bieten, die es zulässt, über Veränderungsideen zu sprechen.

**Beispiel** Sascha ist vierzig Jahre alt. Er trinkt seit 15 Jahren täglich Alkohol, zurzeit zwischen sechs und acht Litern Bier. Sascha ist gelernter Buchbinder, aber schon länger arbeitslos. Er hat wenig, was ihm im Leben Freude macht. Immer öfter greift er auch schon morgens zur Flasche, weil er das Grübeln über seine Situation nicht aushält. Sascha besucht mehrmals wöchentlich das Tagescafé, ein freiwilliges Angebot gemeindepsychiatrischer Zentren, in dem man sich wärmen, unterhalten, etwas trinken und die Zeitung lesen kann. Ruth ist Pflegefachfrau und arbeitet im Tagescafé. Sie bietet Anwesenden Gesprächsmöglichkeiten oder Unterstützung in Alltagsbelangen an. Seit einigen Tagen kommt Sascha Ruth verändert vor. Er wirkt weniger müde und scheint sich mehr für seine Umwelt zu interessieren. Beim Mühlespielen kommen die beiden ins Gespräch. Sascha erzählt Ruth, dass er überlege, eventuell eine Umschulung zu machen.

Das Tagescafé bietet durch seine offenen Türen ein niedrigschwelliges Angebot und einen Zugang zum Helfersystem. Hier können Betroffene Angebote des Gesundheitswesens nutzen. Eine mögliche Veränderung anzusprechen, erfordert Vertrauen, und dieses entsteht nur durch Beziehung. Ruth hat im Gespräch die Gelegenheit, ihre Wahrnehmung offenzulegen und Sascha auf seine Stimmung und seine Gefühle anzusprechen. Die Aufgabe von Pflegefachpersonen ist es, Veränderungsbereitschaft zu erkennen und zu fördern. Das »Zuversichtspflänzchen« ist bei der betroffenen Person oft noch sehr zart, und Helfende können es durch ihre Unterstützung im Wachstum fördern.

Die Entscheidung, das eigene Verhalten zu ändern, den Konsum einer Substanz zu reduzieren oder abstinent zu werden, ist häufig von Ambivalenz begleitet (MILLER, ROLLNICK 2015). Diese Ambivalenz ist für Betroffene meist nicht als solche benenn- und beschreibbar. Pflegefachpersonen können Betroffene darin unterstützen, sich über bestehende Ambivalenzen klar zu werden und so mögliche Stolpersteine frühzeitig wahrzunehmen.

Eine Möglichkeit, Ambivalenzen aufzudecken, ist es, Vor- und Nachteile einer Verhaltensänderung abzuwägen. Die Gründe können in eine Entscheidungsmatrix (Abb. 4) eingetragen werden (siehe auch MILLER, ROLLNICK 2015). Ein leeres Schema zum Selbstausfüllen finden Sie unter: www.psychiatrie-verlag.de/buecher/detail/book-detail/recoveryorientierte-pflege-bei-suchterkrankungen.html.

Abbildung 4 **Entscheidungsmatrix**

| | **Nachteile** | **Vorteile** |
|---|---|---|
| Wenn ich weitermache wie bisher | ∘ Gesundheitszustand verschlechtert sich<br>∘ Frau wird nicht mehr zurückkommen<br>Job steht auf dem Spiel | ∘ Kann nachts schlafen<br>∘ Entspannung<br>∘ Habe Freunde in der Stammkneipe |
| Wenn ich mein Verhalten ändere | ∘ Schlafstörungen kommen wieder<br>∘ Stress<br>∘ Verliere Freunde | ∘ Kann Job behalten<br>∘ Kann vielleicht meine Frau zurückgewinnen<br>∘ Augenringe verschwinden<br>∘ Leber erholt sich |

## Vorbereitung

Wenn der Entschluss gefasst ist und Betroffene beginnen, ihr Leben neu anzugehen, schließt dies ein, das Konsumverhalten zu verändern. Ein Schritt hierbei kann der Entzug einer oder mehrerer Substanzen sein. Die Vorbereitungsphase ist eine Phase des Umbruchs und durch wenig Stabilität gekennzeichnet.

**Beispiel** Susanne, 23 Jahre alt, konsumiert seit zwei Jahren Kokain und Amphetamine. Zu Beginn hatte sie die Substanzen nur an Wochenenden eingenommen, nach einem Jahr auch an Wochentagen, um ihr Theologiestudium zu schaffen. Dieses hatte sie auf Drängen ihrer Eltern begonnen, richtig gefallen hat es ihr nie. Die Vorlesungen verloren mehr und mehr an Wichtigkeit. Seit einem halben Jahr ist sie nicht mehr in der Uni gewesen. Susanne möchte gerne eine andere Studienrichtung wählen und hat sich entschieden, einen Entzug zu machen. Seit drei Tagen ist sie auf der Entzugsstation. Sie fühlt sich sehr niedergeschlagen und müde. Im Bezugspersonengespräch mit Mario, einem Psychiatriepflegefachmann, äußert sie Unsicherheit bezüglich ihrer Entscheidung.

In Entzugssituationen, stationär oder ambulant, kann der Entschluss für eine Veränderung ins Wanken geraten. Pflegefachpersonen können Betroffene in dieser Situation unterstützen, indem sie sie durch die Phase begleiten und mit ihnen gemeinsam die persönlichen Gründe für eine Veränderung in Erinnerung rufen. Mit dem akuten (körperlichen) Entzug ist die Vorbereitungsphase noch nicht vorbei. Susanne setzt sich in dieser Phase mit den Möglichkeiten, die ihr offenstehen, auseinander. Sie würde gerne in den Bereich der Biochemie wechseln, weiß aber nicht, ob sie dafür alle Voraussetzungen erfüllt. Mario erarbeitet mit ihr die nächsten Schritte, die zur Klärung ihrer Fragen anstehen. Er bespricht mit ihr etwaige Entzugsbeschwerden und deren Linderung.

## Wiederaufbau

Das Leben von Menschen mit einer Substanzabhängigkeit ist meist von Konsum und Beschaffung geprägt. Oft sind Beziehungen zur Familie und zu Freunden konfliktbeladen und die Erkrankung hat negative berufliche und finanzielle Auswirkungen. Die Entscheidung, die eigene Situation zu verändern, bringt die Aufgabe mit sich, sich dem Wieder- und/oder Neuaufbau zu widmen. Pflegefachpersonen begegnen Menschen in dieser intensiven Phase in Langzeittherapien oder in der Ambulanten Psychiatrischen Pflege.

**Beispiel** Karin ist 39 Jahre alt und von mehreren Substanzen abhängig. Sie hatte in der Vergangenheit bereits einige Therapieversuche gemacht, diese aber jeweils frühzeitig abgebrochen. Seit vier Monaten ist sie in stationärer Langzeittherapie. Zu ihren Eltern pflegte sie in den vergangenen zwanzig Jahren eine sehr schwierige Beziehung, die geprägt war von Unehrlichkeit und Kontrolle. Sie wünscht sich, dass sie mit ihren Eltern eine neue Basis findet. Karin weiß noch nicht, wo sie nach Beendigung ihrer Therapie wohnen wird und womit sie ihren Alltag verbringen möchte. Corinna arbeitet als Pflegefachfrau in der Langzeiteinrichtung. Sie begleitet Karin während der gesamten Therapiezeit als Bezugsperson. Gemeinsam besprechen sie Karins Möglichkeiten und Vorlieben. Karin wünscht sich Mitbewohner, sie vermisst es, Freunde zu haben, die keine Drogen konsumieren. In der Therapie stellt sie fest, dass sie sehr gern im Freien arbeitet, und sie möchte nach der Therapie eine Arbeitsstelle in der Landwirtschaft finden.

Die Phase des Wiederaufbaus ist für Betroffene sehr arbeitsreich und anstrengend. Oft sind Beziehungen zu Angehörigen strapaziert und beide Parteien müssen sich neu kennenlernen. Betroffene müssen ihr Leben, das sich vielfach nur noch um Konsum und konsumassoziierte Aktivitäten gedreht hat, wieder für sich entdecken. Corinna begleitet Karin während der gesamten Langzeittherapie und ist für sie eine stabile Konstante während dieser bewegten Zeit. Sie diskutiert mit ihr

Vor- und Nachteile möglicher Wohn- und Arbeitsorte und stärkt ihr den Rücken. In dieser Phase sind Pflegefachpersonen als Prozessbegleitende gefragt.

## Wachstum

Die Phase des Wachstums ist geprägt von innerem Frieden. Der Mensch blickt zuversichtlich in die Zukunft, und seine Entscheidungen richten sich nach seinen Wertvorstellungen. Wachstum ist eine Phase, die alle Menschen – nicht nur die mit einer Substanzabhängigkeit – für sich anstreben können. Pflegefachpersonen treffen Menschen in der Phase des Wachstums eher selten als Klientinnen und Klienten an. Es kann aber gut sein, dass sie Betroffenen in der Wachstumsphase als Mitarbeitende, z. B. als Peers, begegnen.

**Beispiel** Pit ist 51 Jahre alt. Seine Kindheit und Jugend war von Gewalt durchzogen, und er begann früh, seine Sorgen und Nöte mit Drogen zu betäuben. Über zwanzig Jahre konsumierte Pit unterschiedliche Mengen verschiedener Substanzen. Er versuchte mehrfach, einen Entzug zu machen. Einmal schaffte er es, für zwei Jahre vollständig abstinent zu leben. Irgendwann kam aber immer der Moment, in dem es Pit nicht mehr möglich war, den Alltag ohne Drogen zu bestreiten. Vor einiger Zeit lernte er seine 22-jährige Tochter kennen, von der er bis dahin nicht gewusst hatte. Seine Tochter war zu diesem Zeitpunkt schwanger und wünschte sich für ihr Kind einen Opa. Pit entschied sich, einen weiteren Entzug zu machen, und begab sich in Therapie. Das ist jetzt vier Jahre her. Pit wohnt mittlerweile in der Nähe seiner Tochter und arbeitet halbtags im Tierheim. Jeden Mittwochnachmittag passt er auf seine Enkeltochter auf und unterstützt seine Tochter, wo er kann. Pit freut sich, Teil dieser Familie zu sein, und blickt zuversichtlich in die Zukunft.

## Die Schwierigkeit mit den Phasen

Die beschriebenen Beispiele sind bildhaft gewählt und zeigen relativ deutlich, in welcher Phase sich die betroffenen Personen gerade befinden. In der Praxis ist dies nicht immer so offensichtlich. Phasen gehen ineinander über, und nicht alle dazugehörigen Prozesse sind für Außenstehende erkennbar.

**Beispiel** Sabine ist 32 Jahre alt. Sie hat zwei Kinder, die bei ihr und ihrem Lebenspartner wohnen. Das war nicht immer so. Sabine war lange Zeit nicht in der Lage, ihren Kindern ein Zuhause zu bieten, weil ihr Alltag von Beschaffung und Konsum geprägt war. Seit vier Jahren nutzt Sabine die kontrollierte Heroinabgabe und hat so ihren Konsum im Griff. Sie kann ihre Aufgaben in der Familie wahrnehmen und arbeitet an zwei Nachmittagen pro Woche in einem Blumengeschäft. Sabine bezieht ihre Substitutionsbehandlung in einer Kontaktstelle, in der sie seit Beginn eine pflegerische Bezugsperson, Anna, hat. Mit Anna tauscht sie sich alle zwei Wochen im persönlichen Gespräch aus, außerdem stehen sie über E-Mail in Kontakt.

In welcher Phase Sabine ist, kann nur sie abschließend sagen. Von außen mag es scheinen, dass Sabine bereits weit in ihrer Recovery fortgeschritten ist. Sie hat auch zweifellos eine große Entwicklung gemacht. Ob sie aber mit ihrer Situation zufrieden ist oder sie gern verändern möchte, kann nur sie selbst wissen. Für Anna bedeutet das, in den Gesprächen darauf zu achten, dass sie Sabine den nötigen Raum gibt, ihre Wünsche und Ziele zu äußern. Sie steht ihr unterstützend zur Seite, wenn sie zu einer Veränderung motiviert ist.

# Das Gezeitenmodell

Das Gezeitenmodell von Phil Barker und Poppy Buchanan-Barker (2013) wurde von Pflegefachpersonen aus der Praxis entwickelt. Entstanden ist es aus der Frage, wie Menschen mit ihren individuellen Erfahrungen und Geschichten bei ihren Lebensproblemen geholfen werden kann.

Das Gezeitenmodell ist rund um die Metapher des Wassers aufgebaut. Wasser ist in stetiger Bewegung, es fließt, es gibt Wellen, Ebbe und Flut. Das Leben ist eine Reise über den Ozean der Erfahrungen. Auf dieser Reise in seinem Lebensschiff begegnet der Mensch unbekannten Ländern und Inseln, an den einen Küsten lernt er Fremde kennen, an anderen warten Freunde. Manchmal lässt er sich treiben, manchmal setzt er sich Ziele. Unterwegs trifft der Mensch auf unterschiedliche Witterungsbedingungen. Manchmal scheint die Sonne, und das Meer ist glatt wie ein Spiegel. Alles ist ruhig und entspannt, das eigene Schiff ist auf Kurs. Manchmal regnet und windet es ein bisschen. Das macht nichts, weil ein wenig Regen erfrischend sein kann. Diese Herausforderung kann der Mensch meistern. Manchmal regnet es richtig stark und von allen Seiten gleichzeitig. Das braucht dann mehr Energie. Der Mensch arbeitet an allen Ecken und Enden gleichzeitig, refft die Segel, hält das Steuer, zieht den Anker hoch und bindet sein Hab und Gut fest, aber solche Regentage gehen vorbei. Es gibt auch Zeiten, da kann die See zum brodelnden Kochtopf werden, mit tiefen Wellentälern, Wind und Sturm. Der Mensch schafft es eine Zeit lang, die Situation zu meistern. Wasser schwappt übers Deck, er muss nach Luft schnappen. Solche Stürme haben einen unklaren Ausgang. Nicht nur das Wetter hat Einfluss auf das Lebensschiff. Auf dem Ozean können Piraten lauern, die es auf Werte abgesehen haben und bedrohlich sind. Es kann auch sein, dass das Schiff in Untiefen gerät und an einem verborgenen Felsen leckschlägt. Wenn das Schiff zu sinken droht, benötigt der Mensch Hilfe. Wenn das Wasser eindringt, hat er keine Zeit, zu überlegen, welche Werkzeuge aus seinem Koffer er nutzen kann, um das Loch zu flicken. Der Mensch schöpft Wasser und bemüht sich, nicht zu ertrinken. Helfende können in dieser Situation Sicherheit bieten. Sie begleiten das Schiff in den Hafen, in dem der Mensch ausruhen kann. Hier kann er neue Kraft tanken, um seine Werkzeuge aufzurüsten, vorhandene Löcher zu flicken und seine Vorräte aufzufüllen. Er hat Zeit, seinen Kompass neu zu stellen und Ziele zu setzen. Die Helfenden stehen ihm dabei zur Seite, die Ziele und den Aufbruch legt der Mensch aber selbst fest. Wenn er bereit ist, setzt er Segel und steuert sein Schiff wieder auf den Ozean hinaus – gut gerüstet mit Werkzeugen, Rettungsring, Vorräten und Zuversicht.

## Die zehn Verpflichtungen

Den Pflegeprozess recoveryorientiert zu gestalten erfordert ein hohes Maß an Eigeninitiative und Engagement vonseiten der professionell Tätigen. Das Gezeitenmodell kann bei der Umorientierung hilfreich sein und als Kompass für das Anamnesegespräch dienen. Wenn die recoveryorientierte Haltung nicht vom gesamten Behandlungsteam getragen wird, ist ein Paradigmenwechsel erschwert und anstrengend.
Das Gezeitenmodell baut auf zehn eigenständigen Werten auf, die helfende Beziehungen beschreiben: den zehn Verpflichtungen. Für die praktische Anwendung und um die Umsetzung der Werte besser evaluieren zu können, gibt es für jede Verpflichtung zwei spezifische Befähigungen (Barker, Buchanan-Barker 2013):

**Die persönliche Stimme wertschätzen** → Jeder Mensch hat seine höchsteigene Geschichte, die nur er ehrlich und stimmig erzählen kann. Diese umfasst neben den schwierigen Aspekten auch die Ressourcen, die ein Mensch mitbringt und die ihm helfen, einen Lösungsweg zu entwickeln. Die Aufzeichnungen des Assessments sind in der »persönlichen Stimme« der betroffenen Person zu verfassen.

- Die Pflegefachperson hört der Geschichte der betroffenen Person aktiv zu.
- Die Pflegefachperson ist engagiert, die Geschichte der betroffenen Person in deren Worten festzuhalten.

**Die Sprache respektieren** → Im Laufe des Lebens entwickelt jeder Mensch seine eigene Sprache mit Worten, die eine spezielle Bedeutung für ihn haben. Um die Geschichte der jeweiligen Person zu verstehen, müssen professionell Tätige die Bereitschaft aufbringen, diese Sprache zu lernen. Die elitäre und sehr theoretisch gefärbte Sprache, die sich in der medizinisch geprägten Psychiatrie durchgesetzt hat, eignet sich nicht, um eine Lebensgeschichte zu dokumentieren. Sie lässt nur eine rudimentäre Übersetzung der Geschichte zu.

- Die Pflegefachperson hilft der betroffenen Person, sich in ihrer eigenen Sprache mitzuteilen.
- Die Pflegefachperson unterstützt die betroffene Person, anhand von persönlichen Geschichten, Anekdoten, Gleichnissen oder Metaphern darzustellen, wie sie Situationen erlebt hat.

**Eine ehrliche Neugierde entwickeln** → Die Erfahrungen eines Menschen sind einzigartig. Es erfordert echtes Interesse, um die betroffene Person und ihre Geschichte besser zu verstehen und Aspekte nicht falsch zu kategorisieren. Ehrliche Neugierde impliziert, an dem Gegenüber und seiner Geschichte interessiert zu sein und Nachfragen zur Klärung von Aspekten zu stellen.

- Die Pflegefachperson zeigt Interesse an der Geschichte der betroffenen Person und erkundigt sich nach weiteren Beispielen und Einzelheiten von Aspekten.
- Die Pflegefachperson unterstützt die betroffene Person, ihre Geschichte in ihrem eigenen Tempo mitzuteilen.

**Zum Lehrling werden** → Jeder Mensch ist Experte für seine eigene Lebensgeschichte. Professionell Tätige lernen von der betroffenen Person, was zu tun ist. Sie erfahren, in welchen Bereichen diese etwas unternehmen will und welche Dinge funktioniert haben. Es zeugt nicht vom Respekt gegenüber der Einzigartigkeit von Erfahrung, wenn professionell Tätige über die betroffene Person sprechen, als wüssten sie, wieso diese etwas getan hat oder ist, wie sie ist.

- Die Pflegefachperson entwirft einen Pflegeplan, der auf die Bedürfnisse, Begehren und Wünsche der betroffenen Person abgestimmt ist.
- Die Pflegefachperson unterstützt die betroffene Person, Problemsituationen zu erkennen und Lösungswege zu erschließen.

**Persönliche Lebensweisheit enthüllen** → Jeder Mensch erwirbt Lebensweisheit, während er seine Geschichte erlebt. Aus misslungenen Situationen kann ein Mensch wichtige Erkenntnisse für die Zukunft ziehen. Professionell Tätige können der betroffenen Person helfen, diese Weisheit zu entdecken und ihr Ausdruck zu verleihen.

- Die Pflegefachperson befähigt die betroffene Person, sich persönlicher Stärken und Schwächen bewusst zu sein.
- Die Pflegefachperson unterstützt die betroffene Person, an sich selbst zu glauben, um sich selbst helfen zu können.

**Transparent sein** → Das Gesundheitssystem ist undurchsichtig, und die Abläufe sind auf den Stationen für Nichteingeweihte wenig nachvollziehbar. Beziehung beruht auf Vertrauen, aus diesem Grund sollte die betroffene Person die Möglichkeit haben, ihre Therapie und den Pflegeprozess verstehen zu können.

- Die Pflegefachperson stellt sicher, dass der betroffenen Person der Zweck aller Pflege- und Versorgungsprozesse bekannt ist.
- Die Pflegefachperson sorgt dafür, dass die betroffene Person Kopien aller Dokumente des Assessments und der Pflege- und Versorgungsplanung erhält.

**Verfügbare Mittel und Wege nutzen** → Im Laufe des Lebens sammelt ein Mensch Erfahrungen mit schwierigen Situationen. In seiner Biografie finden sich funktionierende Strategien, die er bereits kennt, und Hinweise auf Dinge, die in Zukunft hilfreich sein könnten. Dieses Rüstzeug kann die betroffene Person nutzen, um ihre Recovery aufzubauen.

- Die Pflegefachperson hilft der betroffenen Person, Risiko- und Schutzfaktoren wahrzunehmen.
- Die Pflegefachperson bespricht mit der betroffenen Person, wie andere Menschen sie in schwierigen Situationen unterstützen können.

**Den nächsten Schritt formulieren →** Im Assessmentgespräch werden vorhandene Problemsituationen identifiziert. Es wird gemeinsam mit der betroffenen Person überlegt, wie ein erster Schritt in Richtung einer Lösung aussehen kann.

- Die Pflegefachperson erarbeitet mit der betroffenen Person, wie sie ihr Verhalten verändern muss, um das Ziel erreichen zu können.
- Die Pflegefachperson unterstützt die betroffene Person, den Schritt in Richtung des Ziels zu gehen.

**Zeit schenken →** Die Zeit, die ein professionell Tätiger und eine betroffene Person miteinander verbringen, ist der Grundstein der Arbeitsbeziehung. Zeit ist in der Pflege ein rares Gut, aus diesem Grund sollte sie bewusst gestaltet und sinnvoll eingesetzt werden.

- Die Pflegefachperson versichert der betroffenen Person, dass sie ihre Bedürfnisse in regelmäßigen Gesprächen äußern kann.
- Die Pflegefachperson erkennt an, dass die betroffene Person Zeit in den Pflegeprozess investiert.

**Wissen, dass Veränderung immerwährend ist →** Das Gezeitenmodell basiert auf der Annahme, dass Wandel kontinuierlich stattfindet. Professionell Tätige machen sich dies zunutze, indem sie der betroffenen Person helfen, ein Bewusstsein für diesen Wandel und dessen Beeinflussung zu entwickeln. Menschen in großem Elend können über diese Veränderung zu Recovery gelangen.

- Die Pflegefachperson unterstützt die betroffene Person, wahrzunehmen, sobald sich ihre Gedanken, Gefühle oder ihr Verhalten geringfügig ändern.
- Die Pflegefachperson erarbeitet mit der betroffenen Person, wie es zu den Veränderungen gekommen ist.

## Die zehn Verpflichtungen in der Praxis

Mithilfe dieser Verpflichtungen und Befähigungen kann die Recoveryorientierung im Team gefördert und reflektiert werden. Die Verpflichtungen lassen sich z. B. als Monatsziele formulieren. Am Ende des Monats kann durch die Befähigungen evaluiert werden, ob es gelungen ist, die Verpflichtung in der Praxis umzusetzen.

# Der Pflegeprozess

Eine ganzheitlich orientierte Pflege richtet sich nach den individuellen Bedürfnissen des Menschen mit Substanzerkrankung. Die Nähe zu den Patientinnen und Klienten ist ein wichtiges Gut, um die Art der Abhängigkeit zu erfassen. Sie öffnet gleichzeitig den Zugang zur biografischen Dimension der Sucht. Aus dieser lassen sich Ressourcen, individuelle Handlungsoptionen und Therapiemöglichkeiten ableiten. Eine hohe Pflegequalität kann nur dann beibehalten werden, wenn der Pflegeprozess gut geplant und strukturiert wird. Da Ziele wechseln, ist es wichtig, die getroffenen Entscheidungen auf ihre Wirksamkeit hin mehrfach zu überprüfen.

Der beschriebene Pflegeprozess stützt sich auf das Sechs-Phasen-Modell der Pflegewissenschaftlerinnen Verena FIECHTER und Martha MEIER (1998), das im deutschsprachigen Raum auf viel Zustimmung stößt. Pflege ist immer prozesshaft und zirkulär, aus diesem Grund kann die Reihenfolge der Schritte variieren.

Abbildung 5 **Das Sechs-Phasen-Modell** (FIECHTER, MEIER 1998)

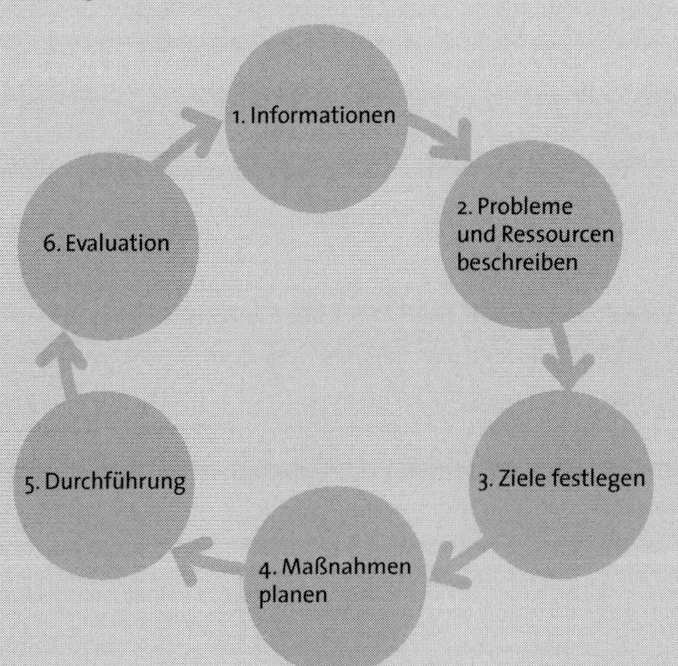

# Informationen sammeln

Zu Beginn der Zusammenarbeit steht an erster Stelle, möglichst viel über die betroffene Person und ihre Lebenssituation herauszufinden und ein Vertrauensverhältnis aufzubauen. Je nach Patientin oder Klient kann es sinnvoll sein, auch eine Fremdanamnese durchzuführen und Personen aus dem nahen Umfeld der Betroffenen als wichtige Ressource einzubeziehen (siehe S. 147). Um das Vertrauensverhältnis nicht zu missbrauchen und die Wichtigkeit von Transparenz zu unterstreichen, sollte die betroffene Person bei diesem Gespräch dabei sein.

Das »Informationensammeln« legt den Grundstein für den Pflegeprozess. Dementsprechend sollte ihm die nötige Aufmerksamkeit und vor allem auch Zeit gewidmet werden. Während des Pflegeprozesses kann sich die Situation der betroffenen Person verändern, und es können wichtige Informationen hinzukommen. Gegebenenfalls kann es nötig sein, den Pflegeplan an die neuen Gegebenheiten anzupassen.

## Das Anamnesegespräch

Menschen, die schon öfter in derselben Einrichtung waren, um gegen ihre Suchterkrankung anzugehen, kennen das Problem: Sie werden gemäß bisherigem Verhalten eingeschätzt, und die Zuversicht und Unterstützung der professionell Helfenden sinkt mit jedem Mal. Zwar hat sich die Haltung gegenüber Menschen mit Abhängigkeitserkrankungen in den letzten Jahren etwas verbessert, trotzdem gibt es immer noch viele Pflegefachpersonen, die sie für unmoralisch, charakterlich fehlerhaft und eine Gesundung für unwahrscheinlich halten (Howard, Chung 2000).

Die Phase »Informationen sammeln« ist der erste Schritt des Pflegeprozesses und wird oft als »Assessment« oder »Pflegeanamnese« bezeichnet. Je nach Situation müssen Pflegefachpersonen entscheiden, ob sie ein umfassendes Assessment machen möchten – das ist z. B. als Kennenlernintervention sinnvoll – oder ob sie sich für ein kürzeres Assessment entscheiden. Zu Letzterem gehört ein Notfallassessment, wenn die Zeit drängt, oder ein Fokusassessment, wenn nur ein bestimmter Themenbereich, wie der Substanzkonsum während der letzten sechs Monate, erfragt werden soll. Ein umfassendes Assessment ist ein strukturiertes Sammeln von Informationen über eine Person sowie alle pflegerisch relevanten Aspekte ihres Gesundheitszustands und -verhaltens (Sauter

u.a. 2011). In welcher Weise die Informationen strukturiert werden, hängt vom zugrunde liegenden Modell und Pflegeverständnis ab und ist meist von der Institution festgelegt.
Das Pflegeanamnesegespräch ist eine zweckorientierte, zielgerichtete Interaktion, die neben dem Sammeln von Informationen dem Aufbau einer Arbeitsbeziehung mit den Betroffenen dient (Sauter u.a. 2011). Gespräche enthalten bestenfalls eine Einleitungs-, Arbeits- und Abschlussphase. Nicht nur mündlich mitgeteilte Informationen beeinflussen das Gespräch, sondern auch äußere Faktoren und nonverbale Signale. Nach Loren R. Mosher und Lorenzo Burti (2004) ist eine Sitzposition von 90 Grad der Stühle zueinander förderlich. Das Gespräch sollte an einem ruhigen Ort stattfinden, Störquellen wie das Telefon sind auszuschalten. Wenn während des Gesprächs Notizen gemacht werden, sollten die Gesprächspartner so sitzen, dass beide das Geschriebene sehen können.

**Einleitungsphase** → In der Einleitungsphase stellt sich die Pflegefachperson vor und informiert den Pflegebedürftigen über die ungefähre Dauer des Gesprächs, dessen Ziele und Inhalte. Beide Gesprächspartner sollten anbringen können, was sie sich vom Gespräch erhoffen. Die Hauptanliegen der betroffenen Person ermittelt man am besten mit offenen Fragen. Hier kann es nützlich sein, Vorabinformationen von Dritten offenzulegen und deren Richtigkeit gemeinsam zu prüfen.

**Arbeitsphase** → In der Arbeitsphase geht es um die Informationserhebung. Je nach zugrunde liegendem Erfassungsinstrument ist die Art der Fragestellung eher offen oder geschlossen. Auch bei stark strukturierten Erhebungsinstrumenten macht es Sinn, sich Antworten genauer erklären zu lassen. Wie Aussagen konkretisiert werden können, findet sich unter anderem bei Rolf Adler und Willi Hemmeler (1992).

**Mögliche Aspekte zur Konkretisierung von Aussagen** (nach Adler, Hemmeler 1992)

**Zeitlicher Ablauf** Seit wann tritt das Problem auf? Andauernd? Nur zeitweise?
**Qualität** Wie äußert sich das konkret?
**Intensität** Wie stark? Wann ist es am schlimmsten? Wann weniger schlimm?
**Begleiterscheinungen / Folgen** Wie wirkt sich das auf Ihren Alltag aus? Auf die Arbeit? Die Beziehung?

**Intensivierende / lindernde Faktoren, Coping** Was hilft üblicherweise? Wer ist hilfreich?
**Erklärungsmodelle** Haben Sie eine Vermutung für die Ursache?
**Bedeutung** Wie schlimm ist das für Sie?

Der Befragte entscheidet allein, wann, ob und in welcher Ausführlichkeit er Fragen beantworten will. Es besteht kein Zwang für Menschen, ungefiltert Informationen preiszugeben, nur weil sie professionell Helfenden gegenübersitzen. Gerade im Erstassessment ist die Beziehung zu den Pflegefachpersonen oft noch sehr frisch, und manche Informationen möchte die Person vielleicht erst geben, wenn das Vertrauen gewachsen ist. Dies benötigt Zeit und kann nicht erzwungen werden.
**Abschlussphase** → In der Abschlussphase macht es Sinn, das Gesagte noch einmal kurz zusammenzufassen und verifizieren zu lassen. Die betroffene Person wird gebeten, Ergänzungen zu machen oder Fragen zu stellen. Sie soll erfahren, was mit den Informationen geschieht. Wurden während des Gesprächs Notizen gemacht oder ist ein Formular ausgefüllt worden, kann man das Geschriebene noch einmal gemeinsam durchgehen.

## Das ganzheitliche Assessment im Gezeitenmodell

Wenn ein Mensch in eine Institution eintritt, ist weitgehend unbekannt, wer er ist und was in seinem Leben passiert ist. Das Behandlungsteam verfügt oft schon über ein paar Informationen, wie Alter, Adresse, Zuweisungsgrund und konsumierte Substanzen. Diese Informationen sagen aber wenig über den Menschen aus, der Unterstützung sucht, und bilden meist die Meinung von Drittpersonen ab. Um einen Pflegeprozess gemäß dem Gezeitenmodell gestalten zu können, bemüht sich die Pflege um die Klärung der Fragen: Wer ist die Person? Was ist in ihrem Leben geschehen, dass sie Unterstützung benötigt? Wie können wir der Person helfen, damit sie die Situation angeht?
Das ganzheitliche Assessment hat zum Ziel, ins Gespräch zu kommen. In diesem können Betroffene erzählen, wie es dazu kam, dass sie Hilfe benötigen, und wie sie an ihre Lebensprobleme herangehen könnten. Wie im vorigen Kapitel beschrieben, richten sich die meisten Pflegeas-

sessmentgespräche nach einem mehr oder weniger strukturierenden Rahmen. Im »Gezeiten-Assessment« ist dies ebenfalls der Fall. Es wird üblicherweise von der pflegerischen Bezugsperson am Anfang der Zusammenarbeit durchgeführt. Auf Grundlage des Assessments kann der Pflegeprozess individuell geplant werden (Abb. 6).
Im Gegensatz zu traditionellen Anamnesegesprächen wird im ganzheitlichen Assessment viel Wert auf die Sprache der betroffenen Person gelegt. Als Expertin für ihre Lebensgeschichte kennt sie die passenden Ausdrücke und Redewendungen, die auch als solche festgehalten und nicht in eine »professionelle Fachsprache« übersetzt werden. In herkömmlichen Pflegeberichten werden Äußerungen oft zusammengefasst und professionell präsentiert.

**Beispiel** Dominic, 42 Jahre alt, ist seit zwanzig Jahren von Oxycodon abhängig. Mehrere Entzugsversuche blieben erfolglos. Im Gespräch mit seinem Bezugspfleger Uwe sagt Dominic: »Es ist mir alles egal, nichts wird besser, ich kann mir auch die Kugel geben, wenn es so weitergeht.« Uwe schreibt in die Pflegeakte: »Herr Müller äußert Hoffnungslosigkeit.«

Auf den ersten Blick mag die zweite Schreibweise prägnanter scheinen. Bei näherem Hinsehen bemerkt man jedoch, wie viel Information durch die professionelle Zusammenfassung verloren gegangen ist. Es macht also durchaus Sinn, die Wortwahl der Betroffenen festzuhalten. Diese kann Hinweise auf persönliche Motivgründe geben.
In der Abschlussphase sollte der betroffenen Person die Möglichkeit gegeben werden, ihre Gedanken zum Assessmentprozess zu äußern. Es ist wichtig, sie über die nächsten Schritte zu informieren: »Nachdem wir nun geendet haben, werde ich eine Kopie von meiner Mitschrift machen und sie Ihnen geben. Diese können Sie behalten, damit Sie genau wissen, worüber wir heute gesprochen haben. Das Original lege ich in die Pflegeakte, damit das übrige Team weiß, was wir hier erörtert haben. Man wird dies sehr hilfreich finden.«
Pflegefachpersonen sollten der betroffenen Person auch für ihr Engagement und ihre Offenheit danken, die viel Mut erfordern: »Bevor wir gehen, möchte ich Ihnen für Ihre Hilfe danken. Ich weiß, dass so etwas sehr schwierig sein kann, und manchmal scheinen wir alles noch einmal zu durchleben. Ich habe dies jedoch als wirklich hilfreich empfunden und bin mir sicher, meine Kolleginnen und Kollegen werden dies auch tun. Nochmals: Vielen Dank.«

Abbildung 6 **Das ganzheitliche Assessment** (Barker, Buchanan-Barker 2013)

| Ganzheitliches Assessment | Mögliche Fragen |
|---|---|
| Name: | Füllen Sie das Assessment möglichst bald nach Eintritt in die Einrichtung aus. |
| Durchführende Pflegefachperson: | ∘ Erläutern Sie den Zweck des Assessments.<br>∘ Ermutigen Sie zu aktiver Teilnahme.<br>∘ Dokumentieren Sie die Namen der Person und der durchführenden Pflegefachperson. |
| Datum: Uhrzeit: | ∘ Dokumentieren Sie Datum und Uhrzeit. |
| Weitere Anwesende: | ∘ Dokumentieren Sie die Namen weiterer Anwesender (z.B. Anwältin, Auszubildende, Freund).<br>∘ Geben Sie eine kurze Zusammenfassung des Eintritts in die Einrichtung. |
| Zusammenfassung: | ∘ Informieren Sie die Person über die professionelle Bezugsperson und notieren Sie Details. |
| Professionelle Bezugsperson: | |
| Unterschrift: Datum: | |

| Ganzheitliches Assessment | Mögliche Fragen |
| --- | --- |
| So begann alles: | **Eintritt in die Einrichtung:** »Was hat Sie hierhergeführt?« »Wie kommt es, dass Sie jetzt hier sind?«<br><br>**Ursprünge des Problems:** »Wann ist Ihnen … zum ersten Mal aufgefallen bzw. wann sind Sie sich … zum ersten Mal bewusst geworden?« |
| So wirkte es sich auf mich aus: | **Vergangene Problemfunktion:** »… und wie hat Sie das zu Anfang beeinträchtigt?«<br><br>**Frühere Emotionen:** »… und wie haben Sie sich damals dabei gefühlt?« |
| So fühlte ich mich zu Anfang: | **Verlauf:** »… und wie haben sich die Dinge mit der Zeit verändert?«<br><br>**Beziehungen:** »… und wie hat dies Ihre Beziehungen zu Menschen beeinträchtigt?« |
| So haben sich die Dinge mit der Zeit verändert: | |
| So beeinträchtigte dies meine Beziehungen: | |

| Ganzheitliches Assessment | Mögliche Fragen |
| --- | --- |
| So fühle ich mich jetzt: | Bitten Sie um Erlaubnis, fortzufahren.<br><br>**Gegenwärtige Emotionen:** »... und wie fühlen Sie sich jetzt dabei?«<br><br>**Ganzheitlicher Inhalt:** »... und was sagt das alles über Sie als Person aus?« |
| Was bedeutet das meiner Ansicht nach? | **Erfordernisse, Bedürfnisse, Wünsche:** »... und was hoffen Sie, dass in diesen Punkten getan wird?« |
| Was sagt all das über mich als Person aus? | **Erwartungen:** »... und was können wir Ihrer Ansicht nach hier in dieser Einrichtung für Sie tun?« |
| Was muss jetzt geschehen, was möchte oder wünsche ich, das als Nächstes geschieht? | |
| Was soll die Pflegefachperson meiner Erwartung nach für mich tun? | |

| Ganzheitliches Assessment | | | | Mögliche Fragen |
|---|---|---|---|---|
| Problem: | (skaliert von 1–10) | | | |
| | Leiden | Beeinträch-tigung | Kontrolle | Listen Sie die Hauptprobleme und -bedürfnisse der Person auf. |
| | | | | Überprüfen Sie Ausdrucksweise und Formulierung mit der Person. |
| | | | | Geben Sie für jedes Problem, Bedürfnis oder für »das Ganze« eine Bewertung ab: »Auf einer Skala von 1 bis 10 …« |
| | | | | »… in welchem Ausmaß belastet Sie dies?« |
| | | | | »… in welchem Ausmaß beeinträchtigt es Ihr Leben?« |
| | | | | »… in welchem Ausmaß können Sie es kontrollieren?« |
| | | | | |
| | | | | |
| | | | | |

| Ganzheitliches Assessment | Mögliche Fragen |
|---|---|
| Menschen, die wichtig sind: | Bitten Sie die Person, persönliche oder zwischenmenschliche Aktiva oder Ressourcen zu beschreiben, die bei der Lösung des Problems oder beim Erfüllen des Bedürfnisses helfen könnten. |
| Dinge, die wichtig sind: | »Wer ist wichtig in Ihrem Leben – Familie, Freunde, Gruppen, andere? Warum sind sie für Sie wichtig?«<br><br>»Welche Dinge sind in Ihrem Leben wichtig – z. B. Geld, das Zuhause oder der Beruf? Warum sind sie für Sie wichtig?« |
| Vorstellungen oder Überzeugungen in Bezug auf das Leben, die wichtig sind: | »Welche Überzeugungen und Werte sind für Sie wichtig: in Bezug auf das Leben im Allgemeinen, den Glauben oder eine persönliche Philosophie? Warum sind diese Überzeugungen und Werte für Sie wichtig?« |

| Ganzheitliches Assessment | Mögliche Fragen |
|---|---|
| Woran erkenne ich, dass das Problem gelöst oder das Bedürfnis befriedigt wurde? | Bitten Sie die Person, zu beschreiben, wie es wäre, ohne das Problem zu sein oder das Bedürfnis befriedigt bekommen zu haben.<br><br>»Woran erkennen Sie, dass das Problem gelöst oder das Bedürfnis befriedigt wurde?«<br><br>»Nennen Sie mir ein Beispiel, wie es dann wäre.« |
| Was muss sich ändern, damit dies geschieht? | »Was muss sich ändern, damit dies geschehen kann?«<br><br>»Wie wird sich diese Veränderung zeigen – in Ihnen, in anderen Menschen oder in jedem anderen Aspekt Ihres Alltags?« |

## Weitere wichtige Aspekte im Anamnesegespräch

Neben der persönlichen Geschichte des Betroffenen ist es sinnvoll, gemeinsam die Konsumgeschichte zu beleuchten. Erfragt werden die eingenommenen Substanzen, die Konsumform und -menge, die Zeit und Dauer des Konsums sowie die (erwartete) Wirkung der jeweiligen Substanz. Es gibt kein vorgegebenes oder empfohlenes Assessmentinstrument hierzu. Viele Institutionen nutzen ein eigenes Raster zur Substanzanamnese (Abb. 7). Ein leeres Raster zum Selbstausfüllen finden Sie unter www.psychiatrie-verlag.de/buecher/detail/book-detail/recoveryorientierte-pflege-bei-suchterkrankungen.html.

Abbildung 7 **Raster zur Substanzanamnese**

| Substanz | Konsumform | Dauer und Menge des Konsums | Letzter Konsum (Zeitpunkt und Menge) |
|---|---|---|---|
| Kokain | Nasal | 2009–2015, zuletzt ca. 2g / Tag | Tag vor Eintritt, 1g |
| Cannabis | Geraucht | 2002–2015, ca. 2 Joints / Tag | 2 Tage vor Eintritt, 2 Joints |
| ... | | | |

Eine Substanzanamnese ist sehr rudimentär und erfasst die Geschichte der betroffenen Person nur unzureichend. Wenn das Ziel ist, das Gegenüber zu verstehen, fehlen hier wichtige Informationen. So z. B. auch zur Situation, in der die Person angefangen hat, zu konsumieren, oder zur Wirkung der Substanz. Nichtsdestotrotz können Pflegefachpersonen einen guten Überblick über die Art des Konsums gewinnen.

## Assessmentinstrumente

Eine andere Möglichkeit, Daten zu sammeln, stellen Assessmentinstrumente dar. Sie haben den Vorteil, dass Daten systematisch erhoben werden und somit vergleichbar und auch statistisch auswertbar sind. Gute Assessmentinstrumente lassen valide Rückschlüsse auf das Vorhandensein einer Problematik zu. Ein Beispiel dafür ist das Assessmentinstrument für Dekubitus. Mit diesem wird gemessen, ob und in welchem Ausmaß verschiedene Faktoren wie Immobilität erfüllt werden. Die

Ergebnisse zeigen, wie hoch das Risiko liegt, eine lokale Schädigung der Haut und des darunter liegenden Gewebes zu entwickeln. Hieraus lassen sich angepasste Maßnahmen ableiten.

Für Substanzabhängigkeit gibt es diverse Assessmentinstrumente. Einige davon werden von den Betroffenen selbst durchgeführt, andere durch oder mit Unterstützung professionell Helfender. Vor allem für die Früherkennung und -intervention sind Selbstbeurteilungsskalen hilfreich. Menschen, die sich unsicher sind, ob ihr Konsum problematische Züge annimmt, können mit diesen Skalen prüfen, ob eine Reduktion sinnvoll wäre. Beispiele sind der CAGE-Test (MAYFIELD u. a. 1974) oder der MALT-Test (FEUERLEIN u. a. 1999).

**Der CAGE-Test** (nach MAYFIELD u. a. 1974)

**Cut down drinking** Haben Sie jemals daran gedacht, weniger zu trinken?
**Annoying** Haben Sie sich schon einmal über Kritik an Ihrem Trinkverhalten geärgert?
**Guilty** Haben Sie sich jemals wegen Ihres Alkoholkonsums schuldig gefühlt?
**Eye opener** Haben Sie schon einmal morgens zuerst Alkohol getrunken, um sich nervlich zu stabilisieren oder den Start in den Tag zu schaffen?

Bereits eine positiv beantwortete Frage kann ein Hinweis auf übermäßigen Alkoholkonsum sein. Werden zwei und mehr Fragen bejaht, ist die Wahrscheinlichkeit für eine Abhängigkeit hoch.

Eine Möglichkeit, den Substanzkonsum auf mehreren Ebenen zu erfassen, ist der Europ-ASI (European Addiction Severity Index, GSELLHOFER u. a. 1997). Dabei handelt es sich um ein halbstandardisiertes Interview, in dem verschiedene Lebensbereiche erfragt werden. Neben dem Substanzkonsum spielen Folgeerscheinungen, soziales Netz und Tagesstruktur eine Rolle. Die Anwendung des Europ-ASI erfordert eine Schulung der Interviewerinnen und Interviewer.

Für verschiedene psychische Erkrankungen gibt es Recoveryassessmentinstrumente der Firma Triangle in England, die sogenannten Recovery Outcome Stars™ (Triangle Consulting Social Enterprise Limited 2014). Einer dieser Sterne ist für die Recovery von Substanzabhängigkeit entwickelt worden und erfragt die Veränderungsschritte in zehn Lebens-

bereichen. Ziel ist es, der erkrankten Person zu mehr Selbstwirksamkeit zu verhelfen. Um das Instrument in der Praxis anzuwenden, sind eine Schulung und eine Lizenz nötig.
Ein verbreitetes standardisiertes Verfahren zur Erfassung von alkoholassoziierten Entzugssymptomen ist der CIWA-Ar (Clinical Institute Withdrawal Assessment for Alcohol – Revised, SULLIVAN u.a. 1989). Mittels zehn Fragen wird der Schweregrad verschiedener Symptome bestimmt. Die maximal zu erreichende Punktzahl liegt bei 67. Eine Punktzahl bis 15 weist auf leichte Entzugsbeschwerden hin, ein Ergebnis zwischen 16 und 20 auf mittlere, ab 21 geht man von starken Entzugsbeschwerden aus.
Der CIWA-Ar misst die folgenden Symptome:

- Übelkeit und Erbrechen
- Tremor (Arme ausgestreckt und Finger gespreizt)
- Schweißausbrüche
- Ängstlichkeit
- Antriebsniveau
- Taktile Störungen
- Akustische Störungen
- Visuelle Störungen
- Kopfschmerzen/Druckgefühle im Kopf
- Orientiertheit und Trübung des Bewusstseins

Für jedes Item stehen verschiedene Antwortmöglichkeiten mit zugewiesenen Punktwerten zur Verfügung. Die Anwendung von CIWA-Ar kann in der Entzugsphase sehr hilfreich sein, um die Reservemedikation zu steuern.
Eine weitere gebräuchliche Skala zur Bestimmung eines Alkoholentzugssyndroms ist die AES (Alkohol-Entzugssyndrom-Skala) nach Tilman WETTERLING und Clemens VELTRUP (1997). Die AES sollte täglich mindestens einmal durchgeführt werden, bis der Summenscore dauerhaft unter dem Wert 5 bleibt. Um mit den Entzugserscheinungen angemessen umgehen zu können, hat es sich in der Praxis als sinnvoll erwiesen, die AES morgens, mittags und abends anzuwenden.

# Probleme und Ressourcen beschreiben

In einem nächsten Schritt des Pflegeprozesses werden Gesundheitsprobleme und Ressourcen beschrieben. Es geht darum, den individuellen Bedarf einer Person zu erheben. Hierfür ist ein umfassendes Assessment erforderlich, das sich nicht nur mit der betroffenen Person, sondern auch mit ihrer Lebenswelt auseinandersetzt. Das gewonnene Wissen befähigt Pflegefachpersonen, personenbezogene Pflege effektiv planen und leisten zu können (Doenges u.a. 2014). Mittels einer standardisierten Terminologie lassen sich vorhandene und potenzielle Probleme in eine gemeinsame Sprache übersetzen und so mögliche Ziele identifizieren.
In der Pflegediagnostik wird das Thema Abhängigkeit bisher eher stiefmütterlich behandelt. Eine Art von Pflegediagnosen, die Helfenden zur Verfügung steht, ist die NANDA-Taxonomie (North American Nursing Diagnosis Association, Doenges u.a. 2014). Sie ist international verbreitet und wird stetig weiterentwickelt, weist aber gerade im psychiatrischen Bereich (noch) einige Lücken auf. Da sie weit von der Alltagssprache entfernt ist, ist in der Zusammenarbeit mit Patientinnen und Klienten Übersetzungsarbeit zu leisten.
Das Ordnungskonstrukt, auch die »menschlichen Reaktionsmuster« oder »Human Response Patterns« genannt, ist hierarchisch aufgebaut. Pflegefachpersonen aus aller Welt reichten Vorschläge für Pflegediagnosen ein, die dann von der NANDA überprüft und gruppiert wurden. Es setzt sich aktuell aus 46 Klassen und 13 somatisch geprägten Domänen zusammen:

- Gesundheitsförderung
- Ernährung
- Ausscheidung und Austausch
- Aktivität und Ruhe
- Wahrnehmung und Kognition
- Selbstwahrnehmung
- Rollenbeziehungen
- Sexualität
- Coping und Stresstoleranz
- Lebensprinzipien
- Sicherheit und Schutz
- Wohlbefinden
- Wachstum und Entwicklung

In der NANDA-Taxonomie findet sich keine explizite Diagnose für Sucht. Trotzdem lassen sich mit ihr bekannte Phänomene aus der Pflege von Menschen mit Abhängigkeitserkrankungen gut abbilden. Marilynn E. DOENGES und Kollegen (2014) haben bei Drogenmissbrauch und Rehabilitation nach akuter Entgiftung folgende Pflegediagnosen feststellen können: unwirksame Verleugnung und unwirksames Coping, Machtlosigkeit, Mangelernährung, sexuelle Funktionsstörung, beeinträchtigte Familienprozesse, Verletzungsgefahr (für den Fetus) sowie Wissensdefizit bezüglich der Erkrankung, der Schwangerschaft, der Prognose und des Therapiebedarfs.
Die Auswahl dieser Pflegediagnosen beruht auf einer persönlichen Einschätzung der Autorinnen und nicht auf epidemiologischen Studien. Mary C. TOWNSEND (2012) kommt zu einem ähnlichen Ergebnis und empfiehlt für die Arbeit mit Menschen mit Abhängigkeitserkrankungen die Pflegediagnosen unwirksame Verleugnung, unwirksames Coping, Mangelernährung, chronisch geringes Selbstbewusstsein, Wissensdefizit und gestörte Familienprozesse.
In eigenen kleineren, nicht repräsentativen Datensammlungen aus verschiedenen deutsch-schweizer Institutionen haben sich fünf Hauptbereiche bei der Pflege von Menschen mit Substanzabhängigkeit herauskristallisiert: Einsamkeit und Bedürfnis nach Zugehörigkeit, fehlende Tagesstruktur, Hoffnungslosigkeit, ungenügende Fertigkeiten im Umgang mit Stressoren sowie Gesundheitsgefährdung.
Die verwendete Fachsprache wirkt auf Betroffene oft stigmatisierend. Es fällt ihnen verständlicherweise schwer, sich in Beschreibungen wie »spielt Veränderungen des Gesundheitszustands herunter« (DOENGES u. a. 2014, S. 176) wiederzufinden.
Im Stationsalltag hört man häufig das Wort »Motivation«. Herr Müller geht nicht in die Kunsttherapie, also ist er unmotiviert. Unmotiviert für was? Für Kunst? Für die Therapie? Aufzustehen? Nach Niall MACLEAN und Pandora POUND (2000) tendiert Gesundheitspersonal dazu, Betroffene nach dem Grad ihrer Motivation einzuteilen. Da Motivation allerdings weder genau definiert noch messbar ist (SIEGERT, TAYLOR 2004), wird von dieser Vorgehensweise dringend abgeraten. Die früher gängigen Pflegediagnosen »unwirksames Therapiemanagement« oder »Non-Compliance« sind in den neueren Ausgaben der NANDA-Bücher nicht mehr aufgeführt. Wenn eine betroffene Person die angebotenen Therapien nicht nutzt, macht es wenig Sinn, dies als Pflegeproblem

zu erfassen. Sinnvoller ist es, herauszufinden, wieso eine Person diese Haltung einnimmt.
Die folgende Auswahl an Pflegediagnosen spiegelt neben der Anwendbarkeit bei Sucht und der Häufigkeit der Nutzung durch Pflegefachpersonen die erlebte Akzeptanz durch Betroffene wider. Sie beruht auf Erfahrungen mit Kliniken in der Schweiz, in Österreich und in Deutschland. Da Pflegediagnostik im Idealfall individuell gehandhabt wird, erhebt die Liste keinen Anspruch auf Vollständigkeit.

**Pflegediagnosen bei Substanzabhängigkeit** (nach DOENGES u.a. 2014)

**Domäne 1** Gesundheitsförderung – wirksames Therapiemanagement
**Domäne 6** Selbstwahrnehmung – chronisch geringes Selbstwertgefühl
**Domäne 7** Rollenbeziehungen – soziale Interaktion beeinträchtigt
**Domäne 9** Coping / Stresstoleranz – Angst, unwirksames Coping
**Domäne 11** Sicherheit / Schutz – Gefahr einer Gesundheitsschädigung, Infektionsgefahr
**Domäne 12** Wohlbefinden – soziale Isolation

## Pflegediagnosen im PES-Schema

Pflegediagnosen beinhalten meist diagnostische Aussagen, so werden neben dem »Problem« auch die »Einflussfaktoren« erfasst. Ergänzend hierzu stellen die relevanten Kennzeichen die »Symptome« dar (WILKINSON 2007). Diese drei Teile lassen sich durch Verbindungswörter zu einem Aussagesatz formulieren: Ein Problem tritt auf, beeinflusst durch (»b/d«) Faktoren und ist angezeigt durch (»a/d«) Symptome. Die folgenden Pflegediagnosen sind nicht personalisiert, das heißt, sie sind keiner betroffenen Person zugeordnet und nicht individuell angepasst worden. Aus diesem Grund fehlt ein wichtiger Bestandteil: die Ressourcen.

Abbildung 8 **Domäne 1: Gesundheitsförderung** (Doenges u.a. 2014)

| | | |
|---|---|---|
| Pflegediagnose (P): Wirksames Therapie-management (00082) | **Definition**: Ein Verhaltensmuster zur Steuerung und Integration eines Behandlungsprogramms für eine Krankheit und ihre Folgen in das tägliche Leben, das spezifische Gesundheitsziele erreicht.<br>(Diese Pflegediagnose wird zurzeit von der NANDA bearbeitet und ist in der aktuellen Ausgabe inaktiv. Sie wird aber von vielen Betroffenen akzeptiert und ist deshalb hier aufgeführt.) | |
| Beeinflussende Faktoren (E): | ∘ Komplexität der Therapie<br>∘ Angemessene soziale Unterstützung | |
| Bestimmende Merkmale (S): | Subjektive:<br>∘ Äußert den Wunsch, die Behandlung der Krankheit zu steuern<br>∘ Äußert den Wunsch, die Vorbeugung der Krankheitsfolgen zu steuern<br>∘ Äußert die Absicht, die Risikofaktoren für das Fortschreiten der Krankheit und Folgekrankheiten zu reduzieren | Objektive:<br>∘ Geeignete Wahl von Aktivitäten des täglichen Lebens, um die Ziele eines Behandlungsprogramms zu erreichen<br>∘ Geeignete Wahl von Aktivitäten des täglichen Lebens, um die Ziele eines Präventionsprogramms zu erreichen<br>∘ Krankheitssymptome innerhalb eines normalen, erwarteten Bereichs |

Abbildung 9 **Domäne 6: Sicherheit / Schutz** (Doenges u.a. 2014)

| | | |
|---|---|---|
| Pflegediagnose (P): Chronisch geringes Selbstwertgefühl (00119) | **Definition**: Lang anhaltende negative Selbsteinschätzung und Gefühle über sich selbst oder die eigenen Fähigkeiten. | |
| Beeinflussende Faktoren (E): | ∘ Wiederholte negative Verstärkung<br>∘ Wiederholte Misserfolge<br>∘ Fehlende Zuneigung<br>∘ Fehlende Anerkennung<br>∘ Fehlende Gruppenzugehörigkeit<br>∘ Empfundener Mangel an Respekt von anderen<br>∘ Empfundener Widerspruch zwischen dem Selbst und kulturellen oder spirituellen Normen<br>∘ Traumatisches Ereignis<br>∘ Traumatische Situation<br>∘ Unzureichende Anpassung an einen Verlust | |
| Bestimmende Merkmale (S): | Subjektive:<br>∘ (Selbstentwertende) Äußerungen<br>∘ Ausdruck von Scham und Schuld<br>∘ Schätzt sich selbst als unfähig ein, mit Ereignissen umzugehen<br>∘ Weist positives Feedback über sich selbst zurück<br>∘ Übertreibt negatives Feedback über sich selbst | Objektive:<br>∘ Zögert, neue Dinge auszuprobieren<br>∘ Zögert, neue Situationen auszuprobieren<br>∘ Häufige Erfolglosigkeit im bisherigen Leben<br>∘ Passt sich übermäßig an<br>∘ Abhängig von der Meinung anderer |

Abbildung 10 **Domäne 7: Rollenbeziehungen** (Doenges u.a. 2014)

| | | |
|---|---|---|
| Pflegediagnose (P): Beeinträchtigte soziale Interaktion (00052) | **Definition**: Ungenügende oder übermäßige Quantität oder unzureichende Qualität des sozialen Austauschs. | |
| Beeinflussende Faktoren (E): | ◦ Fehlende Möglichkeit, Gemeinsamkeiten zu verstärken<br>◦ Fehlende Bezugspersonen<br>◦ Therapeutische Isolation<br>◦ Gestörtes Selbstkonzept | |
| Bestimmende Merkmale (S): | Subjektive:<br>◦ Unbehagen in sozialen Situationen<br>◦ Unfähigkeit, ein zufriedenstellendes Gefühl sozialer Bindung zu vermitteln<br>◦ Unfähigkeit, ein zufriedenstellendes Gefühl sozialer Bindung zu erleben | Objektive:<br>◦ Anwenden erfolgloser Verhaltensweisen bei sozialen Interaktionen<br>◦ Beeinträchtigte Interaktion mit anderen |

Abbildung 11 **Domäne 9: Coping / Stresstoleranz** (Doenges u.a. 2014)

| | | |
|---|---|---|
| **Pflegediagnose (P): Unwirksames Coping (00069)** | Definition: Unfähigkeit, eine verlässliche Bewertung der Stressfaktoren durchzuführen; eine unangemessene Wahl von angewandten Reaktionen und / oder die Unfähigkeit, vorhandene Ressourcen zu nutzen. | |
| Beeinflussende Faktoren (E): | ∘ Situationsbedingte Krise<br>∘ Unzureichendes Maß an Vertrauen in die Copingfähigkeiten<br>∘ Unzureichendes Maß der Kontrollwahrnehmung<br>∘ Unsicherheit<br>∘ Unzureichende vorhandene (verfügbare) Ressourcen<br>∘ Gestörte Muster des Spannungsabbaus<br>∘ Gestörte Muster der Bedrohungsbeurteilung<br>∘ (Starke chronische Schmerzen) | |
| Bestimmende Merkmale (S): | Subjektive:<br>∘ Äußerungen über die Unfähigkeit, nach Unterstützung zu fragen<br>∘ Äußerung einer Copingunfähigkeit<br>∘ Schlafstörung<br>∘ Müdigkeit und Erschöpfung<br>∘ Missbrauch chemischer Substanzen | Objektive:<br>∘ Fehlendes zielgerichtetes Verhalten<br>∘ Nutzung von Copingformen, die ein anpassendes Verhalten behindern<br>∘ Unangemessenes Problemlösungsverhalten<br>∘ Unfähigkeit, den Rollenerwartungen zu entsprechen<br>∘ Unfähigkeit, Grundbedürfnisse zu befriedigen<br>∘ Verminderte Inanspruchnahme sozialer Unterstützung<br>∘ Destruktives Verhalten sich selbst gegenüber |

| | | |
|---|---|---|
| **Pflegediagnose (P): Angst (00146)** | Definition: Unbestimmtes Gefühl des Unbehagens oder der Bedrohung, das von einer autonomen Reaktion begleitet wird (häufig unbestimmte oder dem Individuum unbekannte Quelle); eine Besorgnis, die durch die vorweggenommene Gefahr hervorgerufen wird. Es ist ein Warnsignal für drohende Gefahr und ermöglicht dem Individuum, Maßnahmen zum Umgang mit der Gefahr einzuleiten. | |
| Beeinflussende Faktoren (E): | ∘ Suchtmittelmissbrauch<br>∘ Familiärer Bezug<br>∘ Situationsbedingte Krisen<br>∘ Entwicklungsbedingte Krisen<br>∘ Stress<br>∘ (Unbewusster) Konflikt über grundsätzliche Werte und Lebensziele | |
| Bestimmende Merkmale (S): | Subjektive:<br>∘ Geäußerte Sorgen aufgrund von Lebensereignissen oder Veränderungen<br>∘ Unsicherheit<br>∘ Nervosität<br>∘ Hilflosigkeit<br>∘ Ängstlichkeit<br>∘ Schwäche<br>∘ ... | Objektive:<br>∘ Ruhelosigkeit<br>∘ Verunsicherung<br>∘ Beeinträchtigte Aufmerksamkeit<br>∘ Zittern<br>∘ Anspannung<br>∘ ... |

Abbildung 12 **Domäne 11: Sicherheit / Schutz** (Doenges u.a. 2014)

| | |
|---|---|
| **Pflegediagnose (P): Gefahr einer Gesundheitsschädigung (00035)** | Definition: Risiko einer Körperschädigung infolge von Umwelteinflüssen, die die individuelle Anpassungsfähigkeit und die Abwehrressourcen beeinflussen. |
| Risikofaktoren (R): | Äußere:<br>∘ Chemische, z.B. Gifte, Schadstoffe, Medikamente, pharmazeutische Wirkstoffe, Alkohol, Nikotin, Konservierungsmittel, Kosmetika, Färbemittel |
| Beeinflussende Merkmale (S): | ∘ Keine, da Risikodiagnose |
| **Pflegediagnose (P): Infektionsgefahr (00004)** | Definition: Risiko des Eindringens von pathogenen Organismen. |
| Risikofaktoren (R): | ∘ Unzureichende Kenntnisse / fehlendes Wissen, um sich vor pathogenen Keimen zu schützen<br>∘ Intravenöser Drogenkonsum<br>∘ Erhöhte Exposition gegenüber pathogenen Erregern in der Umgebung (ungünstige Wohn- und Lebenssituation)<br>∘ Sexworker(in) (wird von NANDA nicht genannt) |
| Bestimmende Merkmale (S): | ∘ Keine, da Risikodiagnose |

Abbildung 13 **Domäne 12: Wohlbefinden** (Doenges u.a. 2014)

| | | |
|---|---|---|
| Pflegediagnose (P): Soziale Isolation (00053) | **Definition:** Von einem Individuum erlebtes Gefühl des Alleinseins, das als von anderen auferlegt und als negativer oder bedrohlicher Zustand empfunden wird. | |
| Beeinflussende Faktoren (E): | ∘ Veränderungen des psychischen Zustands<br>∘ Veränderungen der physischen Erscheinung<br>∘ Nicht akzeptiertes soziales Verhalten<br>∘ Nicht akzeptierte soziale Werte<br>∘ Unangemessene persönliche Ressourcen | |
| Bestimmende Merkmale (S): | Subjektive:<br>∘ Drückt Gefühl des von anderen auferlegten Alleinseins aus<br>∘ Erlebt das Gefühl der Verschiedenheit gegenüber anderen<br>∘ Drückt Gefühle aus, zurückgewiesen zu werden<br>∘ Unfähigkeit, die Erwartungen anderer zu erfüllen<br>∘ Fühlt sich in der Öffentlichkeit unsicher | Objektive:<br>∘ Fehlen einer oder mehrerer unterstützender Bezugspersonen<br>∘ Trauriger Affekt<br>∘ Zurückgezogen<br>∘ Lebt in einer Subkultur |

Pflegefachpersonen können bei ihrer Arbeit auf diese Pflegediagnosen zurückgreifen, um die Suchterkrankung in ihren Facetten zu beschreiben. Pflegediagnosen sollen individuell gestellt werden. Eine Möglichkeit, die Anliegen und Ansichten der betroffenen Person einzubinden, ist, die gesamte Planung von Anfang an gemeinsam zu machen. Ein Arbeitsblatt dazu kann unter www.psychiatrie-verlag.de/buecher/detail/book-detail/recoveryorientierte-pflege-bei-suchterkrankungen.html heruntergeladen werden. Die Pflegefachperson muss im Anschluss eine Übersetzungsleistung erbringen, um die Problemstellung NANDA-konform zu formulieren. In der Pflegediagnostik ist es wichtig, aufmerksam auf das Verhalten der betroffenen Person zu achten und Fähigkeiten zu mobilisieren. Wie dies in der Praxis aussehen kann, zeigt folgendes Beispiel.

**Beispiel** Philipp ist 34 Jahre alt und vor einer Woche in die Entzugs- und Therapiestation eingetreten. Er stammt aus schwierigen Familienverhältnissen. Geschwister hat Philipp keine, seine Mutter ist bereits sehr früh verstorben. Sein Vater war mit der Situation überfordert, suchte Trost im Alkohol und ging immer wieder kurze Beziehungen mit unterschiedlichen Frauen ein. Die einen mochten Philipp gern, die anderen behandelten ihn wie einen Störenfried. Keine Frau blieb länger als ein paar Monate. Philipp machte nach der Schule eine Ausbildung zum Maler. Da er jedoch oft im Betrieb und in der Berufsschule fehlte, konnte er die Lehre nicht beenden. Mit zwölf Jahren trank Philipp zum ersten Mal Alkohol, mit 14 begann er, regelmäßig Heroin zu rauchen. Seinen Konsum finanzierte er mit Dealen und kleineren Diebstählen. Freunde fand Philipp vor allem im Drogenmilieu. Den Kontakt mit Gleichaltrigen aus dem Dorf brach er ab, als er begann, seine Freizeit im Stadtpark mit Gleichgesinnten zu verbringen. Seit acht Jahren lebt Philipp im Sommer auf der Straße und im Winter in Notunterkünften. Philipp erzählt, noch nie eine längere Beziehung gehabt zu haben. Er schäme sich und habe das Gefühl, nichts auf die Reihe zu bekommen. Bevor er auf die Station gekommen ist, konsumierte er täglich zwei Flaschen Wein und ein halbes Gramm Heroin intravenös. Der Kontakt zum Vater ist vor einigen Jahren abgebrochen. Philipp fühlt sich oft allein und hätte gerne eine Freundin. Seit einigen Wochen hat er eine vierjährige Schäferhündin namens Polly. Polly wurde ausgesetzt, als sie knapp zwei Monate alt war. Philipp fand sie und päppelte sie auf. Die zwei sind unzertrennlich. Nun bekommt Polly bald Junge. Philipp will bis dahin clean sein und eine passende Wohnmöglichkeit für sich und die Hundefamilie gefunden haben.

Philipps Situation ist vielschichtig. Er leidet nicht nur unter einem fehlenden sozialen Netz, sondern auch unter seiner derzeitigen Wohnsituation. Durch den intravenösen Konsum ist er einer erhöhten Infektionsgefahr durch verunreinigtes Spritzbesteck ausgesetzt. Sein Selbstbewusstsein hat unter seinem Vater sehr gelitten, der für ihn keine Konstante sein konnte. Seit Polly in sein Leben getreten ist, will Philipp an seiner Situation arbeiten. Er übernimmt Verantwortung für die Hundefamilie und ist motiviert, seinen Substanzkonsum in den Griff zu bekommen. Mögliche Pflegediagnosen sind: soziale Isolation, Infektionsgefahr sowie chronisch geringes Selbstwertgefühl. Philipp kann auf Ressourcen wie ein klar umrissenes Ziel, Eigenmotivation und Verantwortungsbewusstsein zurückgreifen.

## Ein Problem kommt selten allein

Ob die Sucht zu zusätzlichen Problemen geführt hat oder es die Probleme schon vorher gab, kann endlos diskutiert werden. Wichtig ist es, dass Abhängigkeit nie isoliert besteht. Neben möglichen Ursachen ist bei der Problembeschreibung zu berücksichtigen, in welcher Weise sich der Konsum auf die Lebenswelt der betroffenen Person auswirkt und ob die Gefahr von Folgeerkrankungen besteht. Die betroffene Person ist als Expertin für ihre eigene Lebensgeschichte hinzuzuziehen.
Um vorhandene Probleme und Ressourcen zu dokumentieren, empfiehlt es sich, nach einem Raster vorzugehen. Dies kann bereits während des Assessments geschehen oder mittels eines separaten Instruments erfolgen. Das Identitätsmodell nach Hilarion G. Petzold und Kollegen (2007) kann hier hilfreich sein. Es wurde erstmals 1986 beschrieben und stellt dar, auf welchen tragenden Säulen die menschliche Identität steht. Im Patientengespräch lässt sich das Modell gut verwenden, um ein Anamnesegespräch zu strukturieren und Problemfelder aufzudecken (siehe »Arbeitsblatt Identitätsmodell nach Petzold« ).

Abbildung 14 **Das Identitätsmodell** (nach Petzold u.a. 2007)

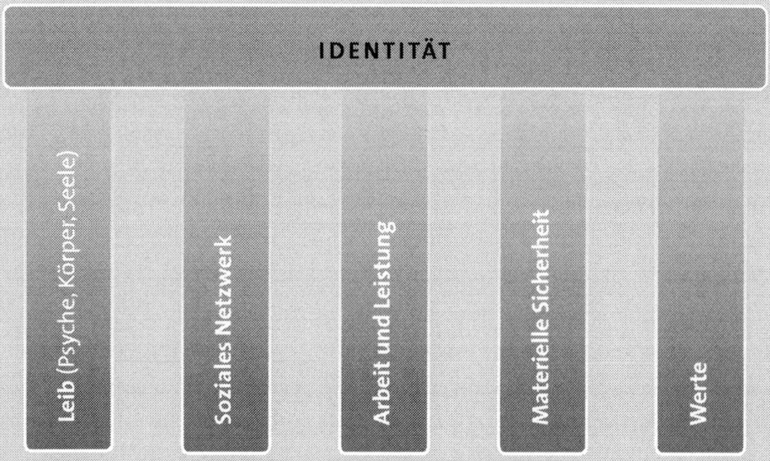

IDENTITÄT

Leib (Psyche, Körper, Seele)
Soziales Netzwerk
Arbeit und Leistung
Materielle Sicherheit
Werte

Die Säule »Leib« umfasst die Psyche, den Körper und die Seele. Zu ihr zählen Gesundheit, Krankheit, Aussehen, Selbstbewusstsein, Belastbarkeit, körperliche Integrität und Fitness. Zum »Sozialen Netzwerk« gehören Freunde, Familie, Mitarbeitende, Vereinsmitglieder oder Bezugspersonen. Der Bereich »Arbeit und Leistung« beschreibt Arbeit, Tätigkeit, Sinnhaftigkeit, Leistungsansprüche und Arbeitszufriedenheit. Stichworte für die Säule »Materielle Sicherheit« sind Finanzen, Nahrung, Wohnung, Kleidung und Lebensbedarf. Die fünfte Säule »Werte« beinhaltet schließlich Moral, Ethik, Glaube, Liebe und Grundprinzipien. Ein Wegbrechen einer oder mehrerer Säulen lässt das Konstrukt instabil werden. In der Praxis hat sich das Modell als nutzbar und leicht verständlich erwiesen und wurde von Betroffenen gerne angenommen.

## Ziele festlegen

Eine genaue und eindeutige Zielsetzung ist nach Luc Ciompi (1982) das oberste therapeutische Prinzip. Wie wichtig dieser Schritt ist, wird in zahlreichen Publikationen hervorgehoben. Im Gezeitenmodell wird betont, dass Ziele immer die der betroffenen Person sein sollten (Barker, Buchanan-Barker 2013). Sie müssen überprüfbar und erreichbar sein. Für die Arbeit mit Menschen mit Suchterkrankungen ist nach Michael P. Barnes und Anthony B. Ward (2000, S. 112) die Zielsetzung die »Essenz der Rehabilitation«, da Menschen für jedes anstrengende Streben ein Ziel bräuchten. In der Praxis empfiehlt es sich, die Pflegebedürftigen in den Prozess der Zielsetzung einzubeziehen. Gemeinsam gesteckte Ziele werden besser verfolgt als solche, die vorgegeben werden (Stewart u.a. 2003).

Eine qualitative Studie mit Menschen mit einer chronischen Erkrankung hat ergeben, dass Ziele von betroffenen Personen und Gesundheitspersonal vielfach voneinander abweichen. Auch die Vorstellung eines »guten Ergebnisses« ist oft sehr unterschiedlich. (McPherson u.a. 2001) In einer philosophischen Auseinandersetzung zum Thema »Zielsetzung im therapeutischen Umfeld« (Siegert, Taylor 2004) wird beschrieben, dass diese mit einer bestimmten Weltanschauung verbunden sei. Der Blick sei auf das Kommende gerichtet, und das Leben würde als zukunftsorientierter Fortschritt wahrgenommen. Bevor über Ziele diskutiert werden kann, muss also zuerst herausgefunden werden, welche

Weltanschauung das Gegenüber hat und ob Ziele in dieser einen Platz haben können. Vielen Menschen machen Ziele aber auch Angst. Zielsetzungen sind eng mit Verpflichtungen und Aufgaben verknüpft. Die Angst, zu versagen, kann Menschen davon abhalten, konkrete Ziele zu formulieren. Um die Richtung des Arbeitsprozesses zu bestimmen, kann man sich über Träume unterhalten, z.B. mithilfe der Wunderfrage aus der Lösungsorientierten Beratung: »Angenommen, es wäre Nacht und Sie legen sich schlafen. Während Sie schlafen, geschieht ein Wunder und das Problem, das Sie schon seit längerer Zeit belastet, ist gelöst. Was wird Ihrer Meinung nach am nächsten Morgen das erste kleine Anzeichen sein, dass sich etwas verändert hat?«

In der recoveryorientierten Arbeit gehen wir davon aus, dass Menschen ihre individuelle Form von Genesung erreichen können. Wie diese aussieht und woran sie erkennbar ist, können uns nur die Betroffenen sagen. Ziele sind nach der Theorie von Robert A. Emmons (1992) vom persönlichen Streben und der subjektiven Verfassung einer Person abhängig. Zielsetzung und aktuelles Befinden beeinflussen sich gegenseitig. Je nach Gemütslage setzen wir uns unterschiedliche Ziele (Ryan, Deci 2001). Andererseits wirkt sich das Erreichen eines Ziels positiv auf unser Wohlbefinden aus. Das persönliche Streben ist wiederum gekennzeichnet durch relativ stabile Werte. Wenn z.B. einer Person ihr Äußeres sehr wichtig ist, wird sie vermutlich Diät halten und viel Sport treiben. Entsprechend anders wird sich jemand verhalten, für den Familie und Partnerschaft das höchste Gut sind.

Werte, die das persönliche Streben einer Person beeinflussen, haben in dieser Theorie einen direkten Einfluss auf die Art der Ziele, die für die Person bedeutsam sind. Gefühle spielen hierbei eine wichtige Rolle und erfüllen vorwiegend drei Funktionen:

- zu entscheiden, welche Ziele für die betroffene Person wichtig sind,
- Energien zu kanalisieren,
- Feedback zum Prozess und zur Erreichung der Ziele zu geben (Martin, Tesser 1996).

Wenn man sich mit Zielen auseinandersetzt, stößt man unweigerlich auf das Akronym »SMART«. Dieses steht für die englischen Anfangsbuchstaben von Adjektiven, die helfen sollen, Ziele zu formulieren. Je nach Autorenteam variieren die Adjektive etwas (Wilson, McLellan 1997). Die SMART-Formel ist auch für Pflegeziele hilfreich. Bei konsequenter Anwendung ergeben sich mess- und überprüfbare Ziele, die sich gut evaluieren lassen.

### Die SMART-Formel

| | |
|---|---|
| S | Specific<br>**Spezifisch:** Klare Formulierung, was erreicht werden soll. |
| M | Measurable<br>**Messbar:** Festlegung, anhand welcher Kriterien oder Messwerte das Ziel überprüft werden kann. |
| A | Achievable, activity related<br>**Erreichbar, an Verhalten gebunden:** Das Ziel ist sowohl erreichbar als auch ausreichend anspruchsvoll und wird durch Handlungen des Betroffenen beeinflusst. |
| R | Realistic, relevant<br>**Realistisch, relevant:** Das Ziel ist erreichbar und von Relevanz für den Betroffenen. |
| T | Time specified<br>**Zeitlich definiert:** Zeitraum oder Evaluationsdatum sind definiert. |

**Beispiel** Paul ist 61 Jahre alt und raucht seit fünf Jahren täglich zwei bis vier Joints. Seit einem Jahr ist er adipös und leidet zusätzlich unter Kurzatmigkeit. Er möchte gerne etwas fitter werden und bespricht sich mit Maya, seiner pflegerischen Bezugsperson. Gemeinsam erarbeiten sie einen Fitnessplan, der für Paul gut umsetzbar ist.

Ein Ziel, das nicht SMART ist, wäre: »Paul bewegt sich mehr.« Es ist weder eindeutig noch messbar oder genau definiert. Hingegen wäre ein klar umrandetes Ziel: »Paul geht für die folgenden drei Wochen jeden Montag-, Mittwoch- und Freitagmorgen um acht Uhr mit dem Therapiehund für zwanzig Minuten spazieren.« Das Ziel ist spezifisch, messbar (zwanzig Minuten), erreichbar, realistisch und der Zeitraum ist festgelegt.

Nach der Theorie von Rachel Karniol und Michael Ross (1996) sind Zielsetzungen auch stark von einem zeitlichen Element abhängig. Sowohl die Vergangenheit mit ihren Erlebnissen als auch die mögliche und erwartete Zukunft beeinflussen unsere Zielsetzung. Die verschiedenen Gefühlsregungen, die ein Mensch während einer Therapie durchläuft, machen es nötig, Zielsetzung als einen wandelbaren Prozess zu sehen. Ziele sind immer wieder zu überprüfen und gegebenenfalls anzupassen.

## Was ist ein gutes Ziel?

Wenn ein Mensch zuversichtlich ist, ein erwünschtes Ergebnis erreichen zu können, ist er motiviert und wird eher auf dieses hinarbeiten, als wenn es in weiter Ferne liegt (MICHALAK u. a. 2004). Gleichzeitig muss das Ziel erstrebenswert sein, damit es mit vollem Eifer verfolgt wird (SIEGERT, TAYLOR 2004). Pflegefachpersonen stehen vor der Aufgabe, gemeinsam mit den Betroffenen Ziele zu finden, die einerseits möglich und andererseits hoch genug sind, damit sie attraktiv bleiben.

Menschen haben nie nur ein Ziel im Leben. Wenn allerdings an einem Ziel gearbeitet wird, kann es sein, dass andere Ziele in den Hintergrund gestellt werden müssen, um das aktuelle Ziel nicht zu gefährden (KLEINBECK 2006). Zwischen den Zielen entsteht eine sogenannte Zielhierarchie.

Abbildung 15 **Zielhierarchie** (nach MICHALAK u.a. 2004)

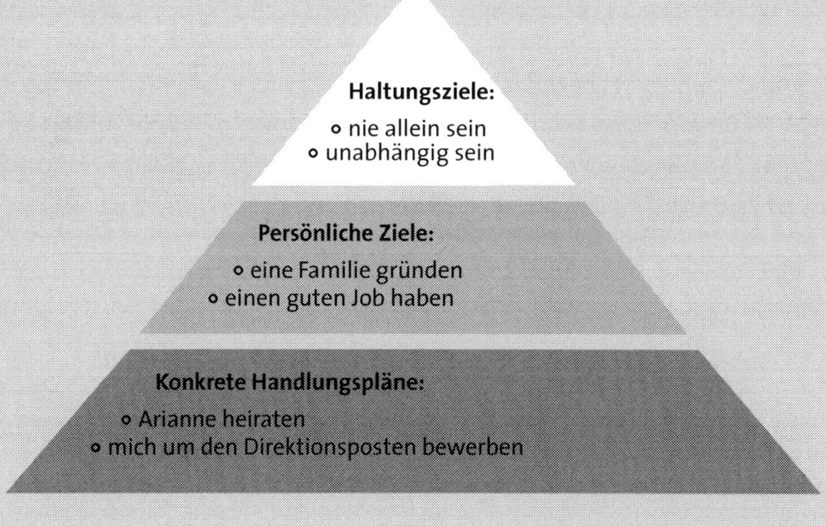

**Haltungsziele:**
- nie allein sein
- unabhängig sein

**Persönliche Ziele:**
- eine Familie gründen
- einen guten Job haben

**Konkrete Handlungspläne:**
- Arianne heiraten
- mich um den Direktionsposten bewerben

Die obersten Ziele (anzahlmäßig wenige) drücken Motive und Haltungen aus. Sie sind relativ abstrakt, wie »nie allein sein« oder »unabhängig sein«. Auf der zweiten Ebene liegen persönliche Ziele. Sie sind den Motiven und Haltungen zuordenbar und konkreter. Um sie zu erreichen, sind verschiedene Aktivitäten nötig, wie »eine Familie gründen« oder »einen guten Job haben«. Die konkreten Handlungspläne, wie »Arianne heiraten« oder »mich um Direktionsposten bewerben«, befinden sich auf der untersten Ebene (Michalak u.a. 2004).
Die meisten Studien zu Zielsetzungen im psychosozialen Bereich konzentrieren sich auf psychische Erkrankungen aus dem schizophrenen und affektiven Formenkreis. Für Menschen mit Abhängigkeitserkrankungen ist der Zielsetzungsprozess noch wenig erforscht. Die gemeinhin verbreiteten Ziele sind Abstinenz oder zumindest Reduktion des Konsums (Howard 2003).
In der Praxis hat sich gezeigt, dass sich viele Betroffene eher einen kontrollierten Konsum von Substanzen als eine totale Abstinenz wünschen. Dieses Ziel ist zu würdigen und liegt grundsätzlich im Bereich des Möglichen (siehe auch Kapitel »KISS – Kompetenz im selbstbestimmten Substanzkonsum«, S. 131). Es ist wichtig, das Ziel ernst zu nehmen und der betroffenen Person dieses Gefühl auch zu vermitteln. Anderenfalls besteht die Gefahr, dass sie sich anpasst und vordergründig Abstinenzziele äußert, obwohl sie vorhat, kontrolliert weiter zu konsumieren.

**Beispiel** Jasmin ist 24 Jahre alt und trinkt täglich drei Flaschen Wein. In letzter Zeit geht es ihr gesundheitlich immer schlechter. Jasmin hat Angst, ihrem Körper zu viel zuzumuten, und sucht eine Suchtklinik auf. Im Anamnesegespräch mit Manuel, ihrer pflegerischen Bezugsperson, fragt Manuel sie nach ihren Zielen. Zu Beginn des Gesprächs sagt Jasmin sehr bestimmt, dass sie nie mehr Alkohol trinken wolle. Im Verlauf des Gesprächs äußert sie jedoch Zweifel, ob sie sich ein Leben ohne Silvester-Sekt und ohne gesellige Bierabende mit Freunden vorstellen könne.

Ehrlichkeit ist ein wichtiger Schlüssel für eine gute Zusammenarbeit. Pflegefachpersonen müssen eine Atmosphäre schaffen, die es der erkrankten Person ermöglicht, ihre ehrlichen, persönlichen Ziele zu äußern und zu verfolgen. Um diese besser nachvollziehen zu können, ist es hilfreich, nach Beweggründen zu forschen. Wenn eine Person sagt, sie wolle aufhören, Heroin zu spritzen, fragen Sie danach, was sie sich durch

die Abstinenz erhofft. Oft ergeben sich so zusätzliche, tiefer liegende Ziele, die motivierend wirken können. Beispiele hierfür wären: »Ich hätte wieder einen Job« oder »Ich könnte eine Freundin finden«.
Im Gespräch können persönliche Ziele auf den jeweiligen Hierarchiestufen festgehalten werden. Aus der Ebene der Handlungspläne lassen sich gut die daraus folgenden Interventionen ableiten. Hohe Ziele können gewürdigt werden, indem Zwischenziele – sogenannte »Nahziele« – auf dem Weg dahin formuliert werden. Der lange Weg kann so in Etappen in Angriff genommen werden.
Die relativ kleinen Erfolgszahlen und die Chronizität der Erkrankung haben dazu geführt, dass sich Helfernetze mehr und mehr auch auf andere (psychosoziale) Problembereiche konzentrieren (VAN DEN BRINK u. a. 2003). R. H. PECKHAM (1977) hat Betroffene zu ihren Zielen befragt. Die meisten können in fünf Hauptbereiche eingeteilt werden: Substanzkonsum, Ausbildung, Arbeit, soziale Entwicklung und persönliche Ziele. Ähnliche Ergebnisse erzielten Evelien A. G. JOOSTEN und Kollegen (2011) mit den Themen: Tagesstruktur, Substanzkonsum, psychologischer Stress und physische Gesundheit.
Nicht jede betroffene Person verfolgt das Ziel, dass das Behandlungsteam als erstrebenswert erachtet. Eine offene Haltung erleichtert hier den Alltag ungemein.

**Beispiel** David, 41 Jahre alt, konsumiert täglich zwei Flaschen Spirituosen. Vor einer Woche wurde bei ihm eine fortgeschrittene Leberzirrhose festgestellt. Ganz mit dem Trinken aufhören, kommt für David aber nicht infrage. Er will seinen Alkoholkonsum auf eine halbe Flasche Whiskey am Tag begrenzen. David hat große Angst davor, von anderen Menschen abgelehnt zu werden. Er traut sich deshalb nicht, mit jemandem ins Gespräch zu kommen, wenn er ganz nüchtern ist.

Es nützt in diesem Moment nichts, der betroffenen Person zu sagen, dass ihr Ziel nicht situationsangepasst sei. Sie hat Gründe, warum sie sich für dieses entscheidet. Wenn sich das Behandlungsteam Zeit nimmt, diese Gründe nachzuvollziehen, kann ein vertieftes Verständnis entstehen. Es kann sich ein Vertrauensverhältnis entwickeln, das für den weiteren Pflegeprozess bedeutsam ist.

## Zielerreichungsskala

Wann ist ein Ziel erreicht? Wann ist es übertroffen? Die individuellen Ergebnisse können mithilfe der Zielerreichungsskala (Goal Attainment Scale, kurz GAS) sichtbar gemacht werden. Die Methode wurde 1960 von Thomas Kiresuk und Robert Sherman für den Bereich »Psychiatrische Gesundheit« entwickelt, wird heute aber in diversen Settings angewandt (Turner-Stokes 2009). Sie erleichtert nicht nur die interdisziplinäre Zusammenarbeit, sondern kann sich positiv auf den Behandlungserfolg auswirken (Stolee u.a. 1992). Ein Grund dafür ist sicher, dass Ziele und Evaluationskriterien ausführlich erarbeitet werden. Auf diese Weise lassen sich unrealistisch hohe Erwartungen zurechtrücken.

Mögliche Ergebnisse werden in eine fünfstufige Skala überführt. Wenn die betroffene Person ihr Ziel erreicht, wird mit 0 gewertet. In einem ersten Schritt werden Ziele gesammelt und gemäß der SMART-Formel definiert und gewichtet. Es wird betrachtet, wie relevant und wie schwer sie zu erfüllen sind. So kann ein Ziel z.B. als überhaupt nicht wichtig und einfach zu erreichen bewertet werden oder als sehr wichtig und mit einigen Schwierigkeiten zu erreichen. Normalerweise arbeiten Menschen mit Suchterkrankungen an drei bis vier Zielen gleichzeitig (Turner-Stokes 2009).

Als Nächstes werden die erwarteten Ergebnisse so genau wie möglich beschrieben, damit sie überprüfbar sind. Pro Ergebnis werden zwei Stufen nach oben (+1: etwas mehr als erwartet und +2: viel mehr als erwartet) und nach unten (-1: etwas weniger als erwartet und -2: viel weniger als erwartet) gebildet. Ein Arbeitsblatt zur Zielerreichungsskala (⤓) können Sie unter www.psychiatrie-verlag.de/buecher/detail/book-detail/recoveryorientierte-pflege-bei-suchterkrankungen.html herunterladen.

**Beispiel** Melanie, 32 Jahre alt, raucht täglich vierzig Zigaretten. Sie möchte künftig ihren Zigarettenkonsum halbieren. Zielindikator ist die Anzahl der gerauchten Zigaretten pro Tag.

| | |
|---|---|
| +2 | Ergebnis viel mehr als erwartet: Melanie raucht täglich maximal fünf Zigaretten |
| +1 | Ergebnis etwas mehr als erwartet: Melanie raucht täglich zehn Zigaretten |
| 0 | Ziel erreicht, Ergebnis wie erwartet: Melanie raucht täglich zwanzig Zigaretten |
| -1 | Ergebnis etwas weniger als erwartet: Melanie raucht täglich dreißig Zigaretten |
| -2 | Ergebnis viel weniger als erwartet: Melanie raucht weiterhin täglich vierzig Zigaretten |

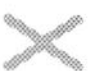

An einem vereinbarten Termin werden die Ergebnisse gemeinsam besprochen. Die Zielerreichungsskala bietet die Möglichkeit, statistisch zu beurteilen, in welchem Ausmaß persönlich gesteckte Ziele erreicht worden sind. Weiterführende Literatur findet sich im Grundlagenwerk von Thomas Kiresuk und Kollegen (2014).

# Maßnahmen planen

Nach dem Festlegen der Ziele folgt der zweite Teil der Pflegeplanung: die Planung der Maßnahmen. Da es sich bei Pflege um ein zwischenmenschliches Miteinander handelt, macht es auch hier Sinn, die Planung gemeinsam mit den Betroffenen anzugehen. Eine Therapie ist ein Entwicklungsprozess, und es empfiehlt sich, zwei Bereiche näher anzuschauen: den Prozess der Beziehungsgestaltung zwischen Pflegefachperson und Pflegebedürftigen und den inneren Prozess der betroffenen Person.

## Zwischenmenschliche Beziehungen in der Pflege – das Modell Peplau

Das Modell von Hildegard Peplau (1995) rückt die Interaktion zwischen Betroffenen und Pflegefachpersonen in den Mittelpunkt. Es geht in diesem Modell nicht um den Inhalt der Pflege, sondern um die verschiedenen Phasen, die die Pflegekraft-Patienten-Beziehung durchläuft. Während des Pflegeprozesses kommen auf Pflegefachpersonen vielfältige Aufgaben zu, und sie nehmen unterschiedliche Rollen ein.

**Abbildung 16** **Phasen und Rollenanforderungen im Pflegeprozess** (nach Peplau 1995)

| Phasen | Rollen der Pflegefachpersonen |
|---|---|
| ∘ Orientierungsphase | ∘ Rolle der Unbekannten |
| ∘ Identifikationsphase | ∘ Rolle der Informantin |
| ∘ Nutzungsphase | ∘ Rolle der Lehrenden |
| ∘ Ablösungsphase | ∘ Rolle der Führenden |
| | ∘ Rolle der Ersatzperson, des Stellvertretenden |
| | ∘ Rolle der Beratenden |

**Die Orientierungsphase** → In der Orientierungsphase geht es um den Beziehungsaufbau. Die betroffene Person hat das Bedürfnis nach Unterstützung. Pflegefachpersonen geben ihr Orientierung und informieren sie über die Institution, das Gesundheitssystem, die Erkrankung und die Therapie. Gemeinsam wird der Pflegebedarf festgestellt.

**Die Identifikationsphase** → Die betroffene Person gewinnt Vertrauen und identifiziert sich mit dem Unterstützungssystem.

**Die Nutzungsphase** → Die betroffene Person kommt in die »Arbeitsphase«, sie kann die angebotenen Unterstützungsmechanismen nutzen und setzt sich aktiv mit der Therapie, der Erkrankung und dem Gesundwerden auseinander.

**Die Ablösungsphase** → Die betroffene Person löst sich vom Behandlungsteam, orientiert sich nach außen und macht Ziele und Pläne für die Zukunft.

Die vier Phasen der Beziehung sind kein linearer Prozess, sondern überlappend und als ein zusammenhängendes Ganzes zu verstehen. Auch die Rollen, die Pflegefachpersonen während der Arbeitsbeziehung einnehmen, sind als (vereinfachtes) Modell zu begreifen und bilden nicht alle möglichen Aufgabengebiete ab.

**Rolle der Unbekannten** → Im Pflegeprozess treffen Menschen aufeinander, die sich nicht kennen. Eine tragfähige Beziehung kann sich entwickeln, wenn Pflegefachpersonen unvoreingenommen auf die betroffene Person zugehen. Es ist wichtig, nicht vorschnell zu urteilen, ihr gut zuzuhören und sie ausreden zu lassen.

**Rolle der Informantin** → Die Pflegefachpersonen geben Informationen weiter und beantworten offene Fragen der betroffenen Person. Sie helfen ihr, sich im für Außenstehende oft komplizierten Therapiedschungel zurechtzufinden.
**Rolle der Lehrenden** → Hildegard PEPLAU (1995) stellt Lernen durch positive Erfahrungen in den Vordergrund. Pflegefachpersonen haben in verschiedenen Bereichen die Rolle der Lehrenden. Einerseits teilen sie ihr Wissen, andererseits begleiten sie die betroffene Person während ihrer Lernerfahrungen.
**Rolle der Führenden** → Im Sinne eines demokratischen Führungsstils wird die betroffene Person als gleichwertige Partnerin gesehen. Es wird ihr möglichst viel Freiraum gegeben, um sich selbst zu entfalten, gleichzeitig wird ihr durch klare Grenzen Sicherheit vermittelt.
**Rolle der Ersatzperson** → Das Verhalten der Pflegefachperson kann die betroffene Person an jemand Bekanntes erinnern. Projektionen, Abhängigkeit, Unabhängigkeit und gegenseitige Abhängigkeit können hier Thema werden.
**Rolle der Beratenden** → Die betroffene Person soll verstehen, was mit ihr geschieht, um die Erfahrungen in ihr Leben integrieren zu können. Pflegefachpersonen beraten sie, besprechen mit ihr Wünsche und Bedürfnisse und wie sie gegebenenfalls erfüllt werden können.
Nach Hildegard PEPLAU (1995) ist das Ziel von Pflege, dass sich die betroffene Person persönlich weiterentwickelt, um so ihre Erkrankung oder Krise als Chance wahrnehmen zu können. Diese sehr ressourcenorientierte Haltung lässt sich gut in die recoveryorientierte Pflege integrieren. Das Wissen um die Theorie kann helfen, den Pflegeprozess, gerade in schwierigeren Phasen, zu reflektieren.

## Die richtige Pflege zur richtigen Zeit – das Transtheoretische Modell

Von einer Abhängigkeitserkrankung zu genesen, hat viel mit Verhaltensänderung zu tun. Auf den ersten Blick scheint das trivial. Doch es bedeutet nicht, »einfach etwas anders zu machen«, sondern ist ein Prozess auf mehreren Ebenen. Verhaltensänderung ist sehr komplex und kann nur unter Einbezug mehrerer Theorien erklärt werden.
In der Arbeit mit Menschen mit Suchterkrankungen hat sich das Transtheoretische Modell (kurz TTM) von James O. PROCHASKA und Kollegen

(1992) bewährt und ermöglicht eine Einschätzung des Gesundheitsverhaltens. Es beschreibt Prinzipien, die eine Verhaltensänderung mit sich bringen, und berücksichtigt dabei die zeitliche Perspektive von Veränderung.
Neben den überwiegend bekannten Stufen der Verhaltensänderung (Stages of Change) werden die dazugehörigen Prozesse untersucht. Außerdem werden Selbstwirksamkeitserwartung (Self-Efficacy) und Entscheidungsbalance (Decisional Balance) integriert. Selbstwirksamkeit beschreibt das Vertrauen einer Person, ein gewünschtes Verhalten in die Tat umsetzen zu können. Entscheidungsbalance bedeutet, die Vor- und Nachteile eines neuen Verhaltens abzuwägen (siehe auch Entscheidungsmatrix, S. 38).
Die Stufen der Verhaltensänderung wurden im Rahmen der Rauchentwöhnung entwickelt und im Laufe der Zeit für verschiedene Therapiekonzepte im Bereich chronischer Erkrankungen angepasst. Wie lange die betroffene Person in den einzelnen Stufen verweilt, kann stark variieren. Das Autorenteam betont, dass alle Stufen durchlaufen werden sollten, da sonst das Rückfallrisiko in alte Verhaltensmuster erhöht sei (Prochaska u. a. 1992).

**Die sechs Stufen der Verhaltensänderung** (Prochaska u. a. 1992)

1. Sorglosigkeit (Precontemplation)
2. Bewusstwerden (Contemplation)
3. Vorbereitung (Preparation)
4. Handlung (Action)
5. Aufrechterhaltung (Maintenance)
6. Stabilisierung (Termination)

Wenn man sich die Stufen der Veränderung anschaut, fällt auf, dass sie den Phasen von Recovery ähneln (siehe S. 33). Das macht durchaus Sinn, denn ein Aspekt von Recovery ist die Übernahme von Selbstverantwortung. Die Prozesse, die genutzt werden, um die nächste Stufe zu erreichen, können auch auf den Recoveryprozess angewandt werden. Das Modell eignet sich gut, um gemeinsam mit den Betroffenen zu besprechen, in welchem Stadium sie sich zurzeit befinden und welche

Erfahrungen sie in vergangenen Stufen gemacht haben. Die »Endlichkeit« des Veränderungsprozesses kann zuversichtsfördernd wirken.

**Sorglosigkeit** → In den ersten beiden Phasen rücken Einstellungen und Werte in den Mittelpunkt. Die betroffene Person hat nicht die Absicht, ihr Verhalten in nächster Zeit, z. B. innerhalb der nächsten sechs Monate, zu ändern. Sie ist sich des Problems nicht bewusst, verneint es oder ist über die Folgen nicht ausreichend aufgeklärt.

Menschen in diesem Stadium sind normalerweise selten in einer Behandlung anzutreffen. Es kann sein, dass sie aus reiner Fremdmotivation und ohne eigene Absicht einer Verhaltensänderung in eine Therapie kommen. Wenn sich in den ersten Gesprächen zeigt, dass die betroffene Person ihr Konsumverhalten gerne beibehalten möchte, ist es sinnvoll, dies zu würdigen und ihr die Möglichkeit aufzuzeigen, sich zu einem späteren Zeitpunkt wieder zu melden. Eine geeignete Pflegeintervention kann dann die Kurzintervention nach William R. Miller und Stephen Rollnick (2015) sein (siehe Kapitel »Motivierende Gesprächsführung«, S. 88).

### Schlüsselfragen in der Phase »Sorglosigkeit«

- Was wissen Sie bereits darüber, wie sich der Substanzkonsum auf Ihre Gesundheit auswirkt?
- Wie wirkt sich der Substanzkonsum auf Ihr Befinden aus?
- Wie wirkt sich der Substanzkonsum auf Menschen, die Ihnen wichtig sind, aus?
- Würde sich Ihr Leben ohne Substanzkonsum verändern? Wie?

**Bewusstwerden** → Es ist der betroffenen Person bewusst, dass etwas schiefläuft. Sie denkt über eine Veränderung nach, ist allerdings noch keine Verpflichtung sich selbst und anderen Personen gegenüber eingegangen. Oft kommen Menschen in dieser Phase auf die Idee, sich behandeln zu lassen oder Unterstützung in Anspruch zu nehmen. Die konkrete Handlung zur Verhaltensänderung (z. B. Klinikeintritt) wird dann aber doch noch nicht gemacht.

### Schlüsselfragen in der Phase »Bewusstwerden«

- Welche Vorteile hätte eine Änderung des Substanzkonsums?
- Gibt es persönliche Ziele, die sie durch eine Änderung des Substanzkonsums erreichen könnten?
- Welche Schwierigkeiten befürchten Sie bei einer Änderung des Substanzkonsums?
- Welche Erfahrungen haben Sie mit einer Änderung des Substanzkonsums?
- Welche schwierigen Aufgaben im Leben haben Sie sonst schon gemeistert?

**Vorbereitung** → In dieser Phase kommen Handlungsabsichten hinzu. Die betroffene Person äußert meist sehr kurzfristig die Absicht, ihr Verhalten ändern zu wollen: »Jetzt höre ich auf«, »Ab nächster Woche trinke ich nicht mehr«. Die meisten Menschen, die einen Entzug angehen, befinden sich in dieser Phase. Sie sind hoch motiviert, schütten z. B. allen Alkohol weg, der sich noch in der Wohnung befindet, oder brechen mit alten Konsumfreunden. Es ist eine Phase, die neben der Motivation und der Veränderung auch Verluste mit sich bringt.

### Schlüsselfragen in der Phase »Vorbereitung«

- Was haben Sie schon getan, um eine Änderung herbeizuführen?
- Was wissen Sie darüber, wie andere Betroffene ihren Substanzkonsum verändert haben?
- Welche Unterstützung brauchen Sie?
- Was möchten Sie ab sofort probieren?

**Handlung** → Die aktivste der sechs Phasen ist die (neue) Handlung. Das Verhalten wird verändert, das vorher Überlegte umgesetzt – sei es, weniger oder gar nicht mehr zu konsumieren. In dieser Phase müssen Betroffene meist körperliche und psychische Entzugsbeschwerden überstehen.

### Schlüsselfragen in der Phase »Handlung«

- Was haben Sie bisher erreicht?
- Was hat geholfen?
- Worauf sind Sie stolz?
- Was machen Sie bei Schwierigkeiten?
- Wer unterstützt Sie?

**Aufrechterhaltung** → Die erlernten Fähigkeiten werden zur Routine, die Veränderung wurde beibehalten, und es können Strategien zur Vermeidung von Rückfällen eingesetzt werden. Diese Phase dauert zwischen sechs Monaten und fünf Jahren (PROCHASKA, PROCHASKA 1999). Während der Phase der Aufrechterhaltung ist eine stabile Unterstützung nötig, sei sie informell (Angehörige) oder formell (professionelle Helfer). Es kann zu Situationen mit hohem Konsumdrang oder Rückfällen kommen, die die betroffene Person oft nur mit Unterstützung überwinden kann.

### Schlüsselfragen in der Phase »Aufrechterhaltung«

- Welche Vorteile haben Sie durch die Änderung gewonnen?
- Was hat Ihnen am meisten geholfen?
- Wie gehen Sie mit Schwierigkeiten um?
- Was machen Sie bei einem Rückfall?

**Stabilisierung** → In dieser Phase geht es um die Selbsteinschätzung. Das als problematisch erlebte Verhalten wurde aufgegeben, das Problem existiert nicht mehr. Es besteht keine Gefahr, dass das Verhalten wieder aufgenommen wird. Die Zuversicht in die eigene Stabilität ist maximal erreicht.

# Durchführung

Nachdem Betroffene und Pflegefachpersonen einander kennengelernt und gemeinsam Ziele für den Aufenthalt geplant haben, geht es an die Durchführung der Pflege. Jetzt zahlt es sich aus, wenn Pflegefachpersonen über breites Hintergrundwissen verfügen, das sie (bewusst oder unbewusst) in die Pflege einfließen lassen. In diesem Kapitel werden einige Techniken beschrieben, die je nach Situation angepasst und eingesetzt werden können. Die verschiedenen Konzepte greifen ineinander über und lassen sich in der Praxis oft nicht klar voneinander abgrenzen.

## Allgemeine Interventionen

Allgemeine Interventionen beschreiben Haltungen und Handlungen, die keiner bestimmten Behandlungsphase und Erkrankung zugesprochen werden. Sie fördern das Selbstmanagement der betroffenen Person und helfen ihr, die Kontrolle über ihr Leben zurückzugewinnen.

### Ressourcenorientierung

Das Konzept Empowerment ist eng mit dem Konzept der Recovery verbunden. Im Mittelpunkt der Bemühungen steht die Möglichkeit, das Leben selbstbestimmt gestalten zu können und Probleme eigenständig zu lösen (KNUF 2016). Es muss eine Atmosphäre geschaffen werden, in der Wachstum der Betroffenen möglich wird.
Hierfür darf der Fokus in der psychosozialen Betreuung nicht länger auf der Fürsorge liegen. Es ist wichtig, das eigene Rollenverständnis und die eigenen Handlungsweisen zu hinterfragen. Wenn Sie z. B. einer Patientin etwas nicht zutrauen, fragen Sie sich, wieso das so ist und ob Ihre Entscheidung richtig ist. Empowermentorientierte Interventionen sollen Betroffene befähigen, sich ungenutzter Ressourcen bewusst zu werden, sie aufrechtzuerhalten und neue Ressourcen aufzubauen.
Das Konzept der Ressourcen ist nur sehr vage beschrieben. Frank NESTMANN (1996, S. 362) definiert sie als: »Letztlich alles, was von einer bestimmten Person in einer bestimmten Situation wertgeschätzt oder als hilfreich erlebt wird«. In der Literatur wird zwischen äußeren und inneren Ressourcen unterschieden. Kraftquellen von außen können soziale Kontakte, Ratschläge oder materielle Dinge wie Geld sein. Zu den inneren Kraftquellen zählen Hobbys, intellektuelle Fähigkeiten, Sprachkenntnisse, positive Erfahrungen und Erinnerungen. Mit ressour-

cenorientierten Fragen kann der Blick auf die Stärken gelenkt werden, so kann die pflegebedürftige Person gefragt werden, wann sie das Problem *nicht* hat (Weiss, Haertel-Weiss 2003).
Viele Abläufe im psychiatrischen Alltag sind defizitorientiert, z. B. wird in Teamsitzungen vorwiegend über Probleme und nicht über gut laufende Behandlungen gesprochen. Ressourcenorientierung ist eng mit einer auf Mitgefühl und Annahme ausgerichteten Grundhaltung verbunden (Knuf 2016).

## Recoveryorientierung

Menschen mit einer Suchterkrankung können auf ihrem persönlichen Recoveryweg begleitet werden, wenn im Pflegeprozess nicht die Behandlung der Erkrankung, sondern die Stärkung des Wohlbefindens im Mittelpunkt steht. Dies bedarf einer Haltung, die den Glauben an Genesung vermittelt. Es gibt zahlreiche Versuche, Recovery und recoveryorientiertes Arbeiten zu definieren und in Worte zu fassen. Eine recoveryorientierte Haltung ist nur möglich, wenn diese auch verstanden wird.
Da das Konzept multidimensional ist, bietet es sich an, es in »Unterkonzepte« aufzuteilen. Eine solche Möglichkeit sind die CHIME-Prinzipien (siehe auch Kapitel »Recoveryorientierte Interventionen«, S. 92). »CHIME« ist ein Akronym, gebildet aus den englischen Anfangsbuchstaben von Konzepten, die sich auf verschiedenen Ebenen positiv auf die Genesung auswirken. Die CHIME-Prinzipien sind aus einer Literaturrecherche entstanden und fassen die Aspekte zusammen, die von Betroffenen am meisten geäußert wurden (Leamy u. a. 2011).

**Die CHIME-Prinzipien** (nach Leamy u. a. 2011)

- Zugehörigkeitsgefühl (Connectedness)
- Hoffnung und Zuversicht (Hope and Optimism about the Future)
- Positives Selbstbild (Identity)
- Sinn im Leben (Meaning in Life)
- Empowerment

Das Werk »100 Wege, um Recovery zu unterstützen. Ein Leitfaden für psychiatrische Fachpersonen« (2009a) von Mark Slade zeigt anhand konkreter Beispiele, wie die einzelnen Aspekte von Recovery durch Pflegefachpersonen gefördert werden können. Es ist kostenlos im Internet verfügbar (www.pflege-in-der-psychiatrie.eu).

Ein Werkzeug für Betroffene ist das Handbuch »Das Leben wieder in den Griff bekommen« (Perkins, Rinaldi 2010). Arbeitsmaterialien wie ein »persönlicher Recoveryplan« und eine »Vorausverfügung« stehen zum Download bereit (www.pflege-in-der-psychiatrie.eu). Das Handbuch hat sich in der Praxis als sehr hilfreich erwiesen. Die Materialien eignen sich sowohl für Einzel- als auch für Gruppengespräche und werden von den Betroffenen gut verstanden und breit akzeptiert.

## Psychosoziale Interventionen

In der Pflege von Menschen mit einer psychischen Krise macht es Sinn, verschiedene Kommunikationskonzepte und -modelle zu kennen und anwenden zu können. Einige sind für den Suchtbereich besonders geeignet und werden im Folgenden vorgestellt.

### Motivierende Gesprächsführung

Die Motivierende Gesprächsführung (Motivational Interviewing, kurz MI) rückt die Bedürfnisse des Menschen mit einer Abhängigkeitserkrankung in den Mittelpunkt. Das Ziel ist es, mit der betroffenen Person in einen partnerschaftlichen Dialog zu treten und Motivation gemeinsam auszuloten. Der Ansatz wurde in den Achtzigerjahren von William R. Miller und Stephen Rollnick (2015) entwickelt. Die Klientenzentrierung des Ansatzes zeigt sich in der Nähe zur Klientenzentrierten Therapie nach Carl Ransom Rogers (1972). Beide Konzepte beschreiben Empathie und positive Wertschätzung als wichtige Schlüssel für eine gelungene Zusammenarbeit.

Ein wesentliches Element der Motivierenden Gesprächsführung ist die Annahme, dass Menschen mit einer Suchterkrankung nicht unmotiviert sind, sondern einer Veränderung ihres Konsumverhaltens ambivalent gegenüberstehen. Es gibt gute Gründe für und gegen die Einnahme von Substanzen. So kann Heroin Schmerzen übertönen, aber auch zu schweren Folgeerkrankungen führen. Anhand des Transtheoretischen Modells können die Stufen der Verhaltensänderung (siehe S. 82) besprochen und die Ambivalenz erforscht werden. Wenn diese aufgelöst werden kann, wird die Person eher das Verhalten um ihrer selbst willen ändern (intrinsische Veränderungsmotivation). Pflegefachpersonen können sie während dieser Zeit begleiten und sie ermutigen, ihre Entscheidung weiterzutragen.

Die Grundhaltung der Motivierenden Gesprächsführung kann mit Partnerschaftlichkeit, Entwicklungshilfe durch den Gesprächspartner (Evokation) und Autonomie beschrieben werden. Der Ansatz baut auf vier Prinzipien auf:

**Empathie ausdrücken** → Die Pflegefachperson nimmt eine akzeptierende, klientenzentrierte Haltung ein. Sie versucht, die Situation aus Sicht der betroffenen Person zu sehen und ihren Standpunkt nachzuvollziehen. Es ist wichtig, den »inneren Bezugsrahmen« (ROGERS 1972) des Menschen mit Substanzerkrankung zu kennen, um ihn wirklich verstehen zu können. Dieser setzt sich aus den Gefühlen, Empfindungen, Wahrnehmungen und gemachten Erfahrungen zusammen. Wenn Sie sich in die innere Welt Ihres Gegenübers einfühlen können, wird es Ihnen leichter fallen, seine persönlichen Beweggründe zu akzeptieren. Ihr Gesprächspartner wird sich verstanden fühlen und sich Ihnen gegenüber weiter öffnen.

**Beispiel** Angela ist 37 Jahre alt und berichtet, wie sehr sie in ihrer Rolle als Hausfrau und Mutter überfordert sei. Oft wisse sie nicht, wie sie den Tag mit ihrer Tochter gestalten soll. Sie würde gerne wieder arbeiten und ihr Kind in eine Krippe geben, doch ihre Jobsuche sei erfolglos. Angela fühlt sich alleine und findet keinen Anschluss. Wenn sie nicht mehr weiterweiß und verzweifelt ist, trinkt sie große Mengen Alkohol, um schlafen zu können und ihre Sorgen zu verdrängen.

**Diskrepanzen entwickeln** → Gemeinsam wird abgesteckt, in welchen Punkten sich die Verhaltensweisen und Wertvorstellungen widersprechen. Angela hat klare Vorstellungen davon, welche Eigenschaften eine gute Mutter mitbringen sollte. Sie möchte dieser Rolle gerecht werden und ihrer Tochter ein schönes, sicheres Zuhause bieten. Hier kann z. B. die Entscheidungsmatrix (S. 38) herangezogen werden.

**Auf Dissonanz und Erhaltungsbemühungen reagieren** → Ambivalenz oder Widerstand gehört zu Veränderungsprozessen dazu. Mithilfe verschiedener Strategien wird versucht, das Finden eigener Lösungen zu unterstützen. Angela hat Angst, ihrer Tochter zu wenig Zeit widmen zu können, wenn sie eine Ausbildung machen würde. Sie weiß nicht, ob sie überhaupt noch einmal Anschluss an die Arbeitswelt findet. Angelas Exfreund hat bisher keinen Unterhalt für die gemeinsame Tochter bezahlt und sich nicht um sie gekümmert.

Es wird darauf verzichtet, in Konfrontation zu gehen. Stattdessen wird versucht, deeskalierend auf negative Äußerungen einzugehen, z. B. mit einem »Reframing« des Gesagten. Durch Umdeutung wird der Situation eine neue Bedeutung gegeben: »Sie haben Angst und fühlen sich allein gelassen.«

**Selbstwirksamkeit fördern** → Die betroffene Person wird in der Zuversicht bestärkt, Veränderungen erreichen zu können. Angela würde gerne eine Ausbildung machen, damit sie sich und ihrer Tochter eine gesicherte Zukunft bieten kann. Sie hofft, dass sich ihr Bewegungsradius und ihre Sozialkontakte erweitern.

In der Motivierenden Gesprächsführung werden vier Prozesse unterschieden, die aufeinander aufbauen. Während einer Beratung können die Prozesse nacheinander, aber auch mehrmals und in unterschiedlicher Reihenfolge durchlaufen werden. Am Anfang steht der Beziehungsaufbau, der Voraussetzung für alle folgenden Prozesse ist. Der Fokussierungsprozess dient dazu, sich Klarheit bezüglich der erwünschten Veränderung zu verschaffen. Im Prozess der Evokation steht das Hervorrufen der Selbstmotivation im Mittelpunkt. Der Prozess der Planung umfasst schließlich die Entwicklung einer Selbstverpflichtung sowie die Formulierung eines konkreten Handlungsplans.

Die Methoden und Haltung der Motivierenden Gesprächsführung haben sich in der Praxis in diversen Settings bewährt und werden in der Suchthilfe erfolgreich praktiziert. Die Ergebnisoffenheit und partnerschaftliche Zusammenarbeit machen eine Schulung in Motivierender Gesprächsführung zu einer guten Möglichkeit, Behandlungsteams in einer gemeinsamen Haltung zu bekräftigen.

## Gewaltfreie Kommunikation

Menschen mit einer Suchterkrankung haben lange Zeit ihres Lebens außerhalb der Gesellschaft verbracht und teils in »Parallelwelten« mit eigenen Regeln und Werten gelebt. Bei unterschiedlichen Lebensgeschichten und -welten kann es im zwischenmenschlichen Kontakt rasch zu Missverständnissen und gegenseitigen Verletzungen kommen. Pflegefachpersonen können sich hier an den Prinzipien der Gewaltfreien Kommunikation (kurz GFK) von Marshall B. Rosenberg (2005) orientieren. Auch für die Betroffenen kann es hilfreich sein, die Grundzüge des Gesprächskonzepts zu kennen.

Die Gewaltfreie Kommunikation steht wie die Motivierende Gesprächsführung in der Tradition der Klientenzentrierten Therapie nach Carl Ransom ROGERS (1972) und sieht Empathie als Grundvoraussetzung an. Prinzipiell ist es nicht nötig, dass beide Gesprächspartner in Gewaltfreier Kommunikation geschult sind. Menschen scheinen grundsätzlich gerne etwas für ihre Mitmenschen zu tun, sofern die Voraussetzungen stimmen – wenn sie sich z. B. nicht dazu gezwungen fühlen, das Bedürfnis als Bitte und nicht als Forderung formuliert wird.

### Die vier Schritte der Gewaltfreien Kommunikation

(nach ROSENBERG 2005)

1. **Beobachtung** Eine konkrete Handlung (oder Unterlassung) wird beschrieben, ohne sie zu bewerten.
2. **Gefühl** Die beobachtete Handlung oder Unterlassung führt zu einem wahrnehmbaren Gefühl.
3. **Bedürfnis** Das wahrgenommene Gefühl weist auf ein Bedürfnis hin, dieses ist normalerweise sehr breit gefasst, wie: Freundschaft, Sicherheit, Verständnis.
4. **Bitte** Aus dem Bedürfnis heraus entsteht eine Bitte, die einen Wunsch für jetzt oder für die Zukunft beinhaltet.

Die vier Schritte der Gewaltfreien Kommunikation lassen sich in einem Satz zusammenfassen: »Wenn ich a sehe, dann fühle ich b, weil ich c brauche. Deshalb möchte ich jetzt gerne d.« (ROSENBERG 2005, S. 12)

**Beispiel** Leila, 51 Jahre alt, ist heroinabhängig und lebt in einer therapeutischen Wohngemeinschaft. In letzter Zeit kommt Leila immer öfter zu spät zur morgendlichen Gesprächsgruppe. Sie lässt ihr Geschirr dreckig in der Küche liegen und putzt nur noch selten. Ihre Mitbewohner reagieren zunehmend genervt und fühlen sich durch Leilas Verhalten gestört.

Eine solche Situation kann schnell zu Konflikten führen. So kann aus dem Frust heraus gesagt werden: »Du räumst nie die Küche auf. Ich fühle mich genervt und provoziert, weil dir alles egal ist. Du bist ein Chaot. Wenn du nie aufräumst, kannst du nicht hier wohnen bleiben.« Eine solche »Du-Botschaft« unterscheidet nicht zwischen dem Problem und der Person. Das Gegenüber wird sich angegriffen und verletzt fühlen. Eine Äußerung, die die Schritte der Gewaltfreien Kommunikation berücksichtigt, wäre: »Letzte Woche hast du dein Geschirr zweimal auf dem Tisch stehen lassen. Da stand es bis Freitag. Ich habe es dann gespült (Beobachtung). Ich bin frustriert (Gefühl), weil ich, wenn ich kochen will, gerne eine saubere Küche vorfinden möchte, wo mir das Kochen Freude macht (Bedürfnis). Ich würde mich freuen, wenn wir gemeinsam eine Abmachung treffen könnten, wie wir beide unsere Bedürfnisse erfüllen können (Bitte, Ritual).« Bei dieser Formulierung wird der gegenseitige Respekt gewahrt. Das Gegenüber erkennt, wie sein Handeln auf die Person gewirkt haben muss, und die Situation kann leicht geklärt werden, ohne dass sie eskaliert.

Es gibt diverse Bücher und Onlineliteratur zur Gewaltfreien Kommunikation. Um die Haltung und die Gesprächsstruktur zu üben und zu verinnerlichen, ist ein Seminar oder ein Kurs sehr hilfreich.

## Recoveryorientierte Interventionen

Jeder Genesungsweg ist anders und an besondere pflegerische Anforderungen geknüpft. Generell sollen recoveryorientierte Pflegeinterventionen Betroffenen helfen, die Selbstständigkeit zurückzugewinnen, um ein zufriedeneres Leben führen zu können. Pflegefachpersonen sind gefordert, geeignete Maßnahmen zu entwickeln. Hierbei kann es hilfreich sein, sich an den CHIME-Prinzipien (siehe S. 87) zu orientieren.

**Zugehörigkeitsgefühl** → Sich einer Gruppe oder Gemeinschaft zugehörig zu fühlen, kann durch unterschiedliche Interventionen erreicht werden. Pflegefachpersonen können den Zugang zu Selbsthilfegruppen erleichtern oder mit Genesungsbegleitern, sogenannten Experten aus Erfahrung (Peers), zusammenarbeiten (siehe auch S. 130). Auch die Förderung der Teilnahme an gesellschaftlichen Aktivitäten gehört zu den Interventionen, die das Zugehörigkeitsgefühl stärken. Indem das soziale Umfeld einbezogen wird, werden gleichzeitig Berührungsängste und Stigma abgebaut.

### Pflegeinterventionen zur Stärkung des Zugehörigkeitsgefühls

- Mit Peers zusammenarbeiten, sei es im Team oder durch externe Beratende
- Informationen zu Selbsthilfeorganisationen in der Umgebung vermitteln und Teilnahme ermöglichen
- Austausch von Betroffenen gezielt fördern, z. B. mittels Gruppengesprächen
- Gemeinsame Aktivitäten planen und durchführen
- Teilnahme an gesellschaftlichen Aktivitäten im Dorf oder in der Stadt ermöglichen, z. B. einen Stand am Jahrmarkt haben, Tage der offenen Tür machen, an Dorffesten mitwirken

**Hoffnung und Zuversicht für die Zukunft** → An die eigene Recovery zu glauben ist wichtig, um die Herausforderungen einer Behandlung meistern zu können. Um diesen Aspekt zu fördern, müssen Pflegefachpersonen die Grundhaltung vertreten, dass eine Genesung möglich ist.

### Pflegeinterventionen zur Förderung der Zuversicht

- Recoverygeschichten erzählen oder genesene Personen einladen
- Erfolge und kleine Schritte würdigen und Krisen nicht als Katastrophen verstehen
- Geduld aufbringen
- Änderungsmotivation gezielt fördern, z. B. durch Motivierende Gesprächsführung

**Positive Identität entwickeln** → In Würde zu sich selbst zu stehen, ist ein hoher Anspruch an Betroffene. Genesungsbegleiterinnen und -begleiter können hier hilfreich sein. Sie können von ihren eigenen Erfahrungen berichten, einen Perspektivwechsel ermöglichen und ein Vorbild sein. Pflegefachpersonen können Betroffene darin unterstützen, ihre Erkrankung in die eigene Lebensgeschichte zu integrieren und ihre Ressourcen und Stärken zu erkennen, um sie für neue Rollenbilder zu nutzen.

### Pflegeinterventionen zur Entwicklung einer positiven Identität

- Peergeleitetes Anti-Stigma-Angebot »In Würde zu sich stehen« (Coming Out Proud) und ein inspirierendes Lernklima schaffen
- Gemeinsam Stärken und Ressourcen (wieder-)entdecken, z.B. mittels verschiedener Freizeitangebote
- In Rollenspielen üben, wie die Erkrankung und / oder der Klinikaufenthalt Bekannten, Mitarbeitenden oder der Familie erklärt werden kann

**Sinn im Leben finden** → Der Sinn des Lebens umfasst ein breites Spektrum an Möglichkeiten. Ein tieferer Sinn in der Erkrankung kann in den gemachten Erfahrungen gesehen werden. Dieses Erfahrungswissen befähigt die betroffene Person, als Genesungsbegleiterin oder Genesungsbegleiter tätig zu sein und so einer neuen Aufgabe und Rolle nachzugehen. Für andere wiederum ergibt sich der Sinn des Lebens darin, spirituell oder religiös aufgehoben zu sein. Die Themen »Spiritualität und Religion« wurden lange Zeit in der psychiatrischen Pflege unterschätzt. Sie können sowohl eine große Ressource sein als auch Angst hervorrufen, gerade bei psychotischen Erkrankungen (Koenig 2009). Studien haben gezeigt, dass sich Spiritualität und Religion insgesamt positiv auf die Genesung von Menschen mit einer Abhängigkeitserkrankung auswirken (Pardini u.a. 2000).

### Pflegeinterventionen zur Entdeckung des Lebenssinns

- Austausch mit Peers fördern
- In der Assessmentphase bereits nach spirituellen und religiösen Überzeugungen fragen
- Spirituelle und religiöse Praktiken ermöglichen, z.B. Teilnahme an Gottesdiensten, Zeit für Gebete, etc.
- Möglichkeit bieten, über Religion und Spiritualität zu sprechen
- Zum Aufschreiben der eigenen (Genesungs-)Geschichte motivieren

**Empowerment** → Das Konzept »Empowerment« vereint Elemente wie die Zurückgewinnung von Stärke und Einfluss, Selbsthilfe und gesellschaftliche Teilhabe. Selbstbestimmung kann vor allem durch Lernerfahrungen erworben werden, durch Versuch und Irrtum. Empowermentorientierte Maßnahmen sollen die Autonomie im Leben von Menschen mit einer Suchterkrankung stärken. Dazu gehört es auch, informierte Entscheidungen zu treffen und wieder die Verantwortung für sich und seine Genesung zu übernehmen.

**Pflegeinterventionen zur Stärkung von Empowerment**

- Informationen zu Krankheit und Therapiemöglichkeiten zur Verfügung stellen
- Unterstützen, eigene Ziele zu formulieren
- Beseitigen von Hindernissen, wie den Unwillen, Macht zu teilen oder Behandlungsangebote nach den Bedürfnissen der Betroffenen zu gestalten

## Interventionen in der Entzugsphase

Die Entzugsphase ist für Menschen mit einer Substanzerkrankung sehr anstrengend und geht mit körperlichen und psychischen Beschwerden einher, wie Schlaflosigkeit, Muskelzuckungen, Bewusstseinseintrübungen oder suizidalen Gedanken. In dieser Phase haben Pflegefachpersonen die Aufgabe, die Zuversicht der Betroffenen zu stärken. Dazu gehört es auch, stellvertretend für sie zu hoffen, wenn es ihnen selbst momentan nicht möglich ist.

Die Entzugssymptome sind an besondere pflegerische Anforderungen geknüpft. Wichtig sind nicht nur Empathie und Einfühlungsvermögen, sondern auch Konsequenz und ein professioneller Umgang mit Nähe und Distanz. Mit Konsequenz ist nicht Strenge, sondern das Vermitteln von Sicherheit durch absolute Zuverlässigkeit gemeint. Die Haltung, der körperliche Entzug zeige der betroffenen Person, was sie für einen »Raubbau« betrieben habe, ist nicht hilfreich. Entzugsbehandlungen werden häufig abgebrochen, wenn die Beschwerden zu stark werden und sich Klientinnen und Klienten zu wenig unterstützt fühlen. Eine wertschätzende Haltung und eine optimale Symptomkontrolle sind wesentliche Voraussetzungen, um die Betroffenen engmaschig durch die Zeit begleiten zu können.

## In Beziehung bleiben

Die Beziehungsgestaltung nimmt in der Arbeit mit Menschen in psychischen Ausnahmesituationen einen großen Raum ein. Um Betroffenen in ihrer Krise Halt geben zu können, ist eine ehrliche Beziehung nötig, die es zu pflegen gilt. Die Klientenzentrierte Gesprächsführung nach Carl Ransom ROGERS (1972) stellt die Beziehungsgestaltung in den Mittelpunkt der Betrachtung und baut auf drei Grundhaltungen auf:

**Empathie** → Empathie ist die Fähigkeit, sich in die Lage des Gegenübers versetzen zu können. Pflegefachpersonen müssen echtes Verständnis aufbringen und lernen, zu verstehen, wie ein Mensch mit Suchterkrankung die Situation erlebt und welche Gefühle sie in ihm auslöst. Dieses nicht wertende, einfühlsame Verständnis kann am besten erreicht werden, indem man sich die Geschichte des Gegenübers genau erzählen lässt – also nicht vorzeitig nickt, »Aha« oder »Ja, ich verstehe das« sagt, wenn es (noch) nicht so ist.

Unklarheiten können mittels offener Fragen behoben werden. Wenn z. B. eine junge Frau erzählt: »... ja, dann war ich alleine, und deshalb habe ich dann begonnen, Alkohol zu trinken ...« darf nicht vorschnell darauf geschlossen werden, dass sie einsam war und deshalb getrunken hat. Es empfiehlt sich, nachzufragen: »Können Sie mir erzählen, wie Sie sich damals gefühlt haben?«, »Wie war das damals für Sie?«. Die Gefühle, Gedanken und das Verhalten der betroffenen Person können so leichter eingeordnet werden.

**Kongruenz** → Kongruenz oder Echtheit ist für eine ehrliche Beziehung überaus bedeutsam und eng mit Transparenz und Unverfälschtheit verbunden. Beide Gesprächspartner sollten ihre Geschichte, Gefühle und Meinungen in die Beziehung einbringen können und sich so geben, wie sie sind. Wenn sich Pflegefachpersonen hinter ihrer Berufsrolle verstecken, Floskeln oder Phrasen verwenden, wird dies vom Gegenüber sehr schnell erkannt und als »unecht« wahrgenommen. Gleiches gilt für den Tonfall, die Mimik und Gestik.

Im Sinne des Klientenzentrierten Ansatzes ist der Mensch mit einer Suchterkrankung als gleichberechtigter Partner zu verstehen und das Gespräch entsprechend zu führen. Und genau diese Haltung zeichnet ein ehrliches Miteinander aus. Wenn ein Patient in einer Situation fragt: »Haben Sie denn auch schon mal gekifft?« und die Antwort erhält: »Hier geht es um Sie, nicht um mich«, wird das Gespräch sehr schnell versanden. Die Pflegefachperson hat die Möglichkeit, direkt zu antworten: »Ja, ich habe drei Jahre lang jeden Abend gekifft, dann hatte ich eine Psychose und habe aufgehört« – wenn das denn stimmt. Sie kann aber auch sagen, dass sie jetzt in einen Konflikt mit ihrer Rolle gerät und gerade nicht so genau weiß, was sie antworten soll – auch dies natürlich nur, wenn es stimmt.

**Akzeptanz** → Mit Akzeptanz ist eine bedingungslose positive Zuwendung gemeint. Diese Haltung beinhaltet, nicht über die betroffene Person und ihr Verhalten zu urteilen, und spiegelt sich z. B. in vielen Eltern-Kind-Beziehungen wider. Eltern lieben ihr Kind, egal, wie es sich verhält. Das bedeutet nicht, alles gutzuheißen oder zu unterstützen, was das Gegenüber tut oder sagt. Das Gegenüber sollte aber unabhängig von seinen Handlungen als Mensch wahrgenommen, wertgeschätzt und respektiert werden. Der Wert eines Menschen hat nichts mit der Bewertung seiner Handlungen zu tun.

Akzeptanz hat sich vor allem in Konfliktsituationen bewährt. So kann es hilfreich sein, Dinge am Gegenüber zu suchen, die man gut findet – wie die Kraft, die jemand während des Genesungsweges aufbringt, seine Musikalität oder Zuversicht. Über diesen »Einstieg« kann es gelingen, Menschen, die man vorher als »schwierig« angesehen hat, zu mögen und zu akzeptieren. Wird Akzeptanz hingegen an »guten« Handlungen festgemacht, so versetzt das die Betroffenen unter enormen Stress.

## Medikamentöse Interventionen

Beim Absetzen eines psychotrop wirkenden Stoffes stellen sich psychische und körperliche Entzugssymptome ein. Je nach Substanz und Intensität des Entzugs kann es ohne die medikamentöse Substitution zu gefährlichen Situationen kommen. Die traditionelle Entgiftung dauert fünf bis acht Tage und wird in Kliniken meist nach einer Alkoholintoxikation oder Überdosis durchgeführt. Das Ersatzmedikament soll die Entzugsbeschwerden lindern und möglichst schnell reduziert werden. Die Anfangsdosis wird dabei so niedrig wie möglich angesetzt. Die substituierende Medikation wird auf die Substanz und die Entzugssymptomatik angepasst:

**Alkohol** → Das vegetative Alkoholentzugssyndrom tritt meist sechs bis acht Stunden nach Beendigung des Konsums auf. Die Symptome reichen von allgemeiner Hyperaktivität, Übelkeit, Erbrechen und Schwitzen zu Tremor, Tachykardie und erhöhtem Blutdruck. Sie sind in der Regel nach zehn bis dreißig Stunden am stärksten (Peak) und verlieren nach vierzig bis fünfzig Stunden an Intensität. Entzugsbedingte Epilepsieanfälle oder Delir treten selten auf (ca. 5 Prozent) und sind vor allem in den ersten 12 bis 48 Stunden zu erwarten (Ries u. a. 2009). Die Wahrscheinlichkeit von Krampfanfällen nimmt mit der Anzahl der Entgiftungen zu (Duka u. a. 2002).

Das Risiko für ein schweres Alkoholentzugssyndrom kann durch die LARS-Skala (Lübecker Alkoholentzugs-Risiko-Skala; Wetterling, Veltrup 1997) eingeschätzt werden. Wichtige Risikofaktoren sind: Krampfanfälle in der Vergangenheit, gleichzeitiger Medikamentenmissbrauch und körperliche Voraussetzungen wie der Elektrolythaushalt. Die LARS-Skala kann als Entscheidungsgrundlage für oder gegen eine ambulante Entzugsbehandlung dienen.

Die Medikation lässt sich mittels eines Schemas oder symptomassoziiert steuern. Ein symptomassoziiertes Vorgehen führt zu einem niedrigeren Medikamentenverbrauch und einer kürzeren Entzugsdauer, ohne dabei die Entzugssymptomatik zu erhöhen (Weaver u. a. 2006). Um diese Form der medikamentösen Unterstützung seriös und kompetent handhaben zu können, müssen Assessmentinstrumente wie die AES oder der CIWA-Ar angewandt werden (siehe Kapitel »Assessmentinstrumente«, S. 57).

**Opiate** → Die Symptome beim Opiatentzug sind vielfältig. Sie umfassen körperliche Schmerzen (v.a. in Beinen und Armen), Schwitzen, Tremor, Tachykardie, Bluthochdruck, Frieren und Verdauungsbeschwerden. Im Gegensatz zum Alkoholentzug ist hier aber nicht mit direkt gefährlichen körperlichen Symptomen zu rechnen.

Da der Entzug als sehr quälend erlebt wird, ist auch bei Opiaten eine Substitution sinnvoll. Diese muss vorsichtig erfolgen. Die Empfehlungen für Methadon liegen (auch bei hohem Heroinkonsum) bei 30 mg, eine Steigerung um 20 mg ist nach drei bis vier Stunden bei eindeutiger Entzugssymptomatik möglich. Täglich sollte die Dosis nicht mehr als 5 bis 10 mg erhöht werden, da aufgrund der verstärkten Wirkung die Gefahr einer Überdosierung mit Atemdepression besteht. Beim Einsatz von Buprenorphin ist darauf zu achten, dass der letzte Heroinkonsum mindestens zwölf Stunden zurückliegt, um keine Entzugsbeschwerden hervorzurufen.

**Weitere Substanzen** → Der körperliche Entzug bei anderen Substanzen als Alkohol und Opiaten ist noch wenig erforscht. In der Praxis wird oft individuell auf die vorhandenen Symptome reagiert, so z. B. auch bei der Schmerzmedikation. Der Entzug von Benzodiazepinen birgt ähnliche Risiken wie ein Alkoholentzug und kann zu Delir und Anfällen führen. Er kann bis zu sechs Monate dauern und sollte langsam erfolgen.

Für den Entzug von Kokain werden heute am ehesten trizyklische Antidepressiva verabreicht, die eine starke stimmungsaufhellende Wirkung haben. Körperlich treten vergleichsweise wenige Komplikationen auf, Betroffene berichten aber von einem starken Substanzverlangen (Craving) und der Unfähigkeit, Freude oder Lust zu empfinden (Anhedonie).

Für den Entzug von Amphetaminen und Methamphetaminen gibt es bisher keine gesicherten Medikamentenempfehlungen. Da Betroffene oft an depressiver Verstimmung, Ängstlichkeit und teils suizidalen Gedanken leiden, sollte der Entzug stationär stattfinden.

Die traditionelle Entgiftung ist eine sehr kurzfristige Intervention. Ohne weiterführende Behandlung und Unterstützung sind nach vier Wochen 50 Prozent der Betroffenen abstinent, nach zwölf Wochen 25 Prozent und nach einem Jahr weniger als 5 Prozent (Matakas u.a. 2012).

Die meisten Einrichtungen bieten deshalb eine Qualifizierte Entzugsbehandlung an, die sich für Menschen mit unterschiedlichen Therapiezielen eignet, wie Schadensminderung, Abstinenz, moderater Konsum oder Rückbildung körperlicher Schäden. Neben den akuten Vergiftungs- und Entzugssymptomen werden hier auch die psychischen und körperlichen Folgebeschwerden behandelt, um den Entzug weitgehend komplikationslos und beschwerdearm zu gestalten. Während ihres Aufenthalts sollen die Betroffenen möglichst viele positive Erfahrungen mit dem Helfersystem sammeln, um so für weiterreichende Therapien (z. B. für die Entwöhnungsbehandlung) motiviert zu werden und die Hemmschwelle zu verringern, sich bei eventuellen Rückfällen erneut in Behandlung zu begeben. Sie sollen das Gefühl des Versagens ablegen.

Die Qualifizierte Entzugsbehandlung besteht daher zu einem hohen Anteil aus psychosozialen, sozio- und psychotherapeutischen Interventionen. In Einzel- und Gruppengesprächen eignen sich die Betroffenen ein breites Wissen an, z. B. zu Entstehungsbedingungen, Folgeerkrankungen und Rückfallrisiko. In Übungen können sie mit möglichen Belastungsfaktoren außerhalb der Klinik konfrontiert werden, um so zu lernen, mit diesen umzugehen. Bei nonverbalen Therapien wie Sport- und Bewegungstherapien steht die Selbsterfahrung im Vordergrund.

Ergotherapeutische Ansätze, wie Malen oder bildnerisches Gestalten, können Betroffenen helfen, ihre Gefühle angemessen auszudrücken. Einfache Entspannungsverfahren und Akupunktur bieten sich hingegen bei Schlafstörungen an.
Es gibt bisher noch keine allgemeingültigen Empfehlungen, was die Inhalte der Therapien und Gespräche betrifft. Grundsätzlich scheint es auch hier wichtig zu sein, die Selbstmanagementfähigkeiten der Betroffenen zu fördern, um beispielsweise Situationen mit hohem Konsumdrang bewältigen zu können und vor Rückfällen zu schützen.

### Merkmale einer Qualifizierten Entzugsbehandlung

- Ein multidisziplinäres Behandlungsteam, bestehend aus Pflegefachpersonen, ärztlichem Dienst, Psychologinnen, Ergo- und Physiotherapeuten
- Angebot somatischer Entgiftung mit gleichzeitiger Motivationsförderung
- Standardisierter Einsatz von suchtmedizinischen und psychosozialen Assessmentinstrumenten
- Mindestens drei Stunden Therapie pro Tag (Einzel- und Gruppengespräche, Sport, Kunst-, Sozio- und Milieutherapie, etc.)
- Organisation einer Folgebehandlung

Qualifizierte Entzugsbehandlungen können ambulant, teilstationär oder stationär erfolgen. Die meisten Qualifizierten Entzugsbehandlungen, an denen Pflegefachpersonen beteiligt sind, werden stationär durchgeführt. Die Dauer variiert zwischen drei und vier Wochen.
Ein stationärer Aufenthalt ist nach der S3-Leitlinie für psychosoziale Therapien bei schweren psychischen Erkrankungen (DGPPN 2013) sinnvoll, wenn schwere Entzugserscheinungen erwartet werden, Betroffene gleichzeitig an mehreren Krankheiten leiden, es Anzeichen für Suizidalität gibt, sie auf keine oder wenig soziale Unterstützung im häuslichen Umfeld zurückgreifen können oder frühere Entzugsversuche gescheitert sind.
Ambulante Entzugsbehandlungen zeichnen sich durch ihre Flexibilität aus. Sie bieten ein wohnortnahes und niedrigschwelliges Angebot, professionelle Hilfe in Anspruch zu nehmen. Gleichzeitig bergen sie aber auch Risiken. Betroffene stehen nicht unter ständiger Beobachtung, und

es kann bei schwerem Entzugssyndrom zu lebensgefährlichen Komplikationen kommen.

## Nicht medikamentöse pflegerische Interventionen

Medikamentöse Interventionen werden meist durch den ärztlichen Dienst verordnet und vom Pflegepersonal ausgeführt. Für nicht medikamentöse Angebote sind hingegen die Pflegefachpersonen die Experten. Es gibt bisher nur wenige solcher Interventionen, die für den Abhängigkeitsbereich erforscht worden sind. Die Erfahrung zeigt aber, dass eine Ergänzung des medikamentösen Angebots um Hausmittel und eine Naturapotheke mit ätherischen Ölen von Betroffenen sehr geschätzt wird. Die folgende Auflistung ist nicht abschließend zu verstehen, sondern zeigt einige hilfreiche Mittel auf.

Ob Haus- und Naturheilmittel angewandt werden sollen, entscheiden natürlich die Betroffenen selbst. Oft sind die Beschwerden zu stark, als dass ein sanftes Mittel als ausreichend hilfreich eingestuft wird. Wenn man vor Rückenschmerzen kaum noch stehen kann, möchte man nichts von Wickeln hören – sondern schnelle Abhilfe.

Daher empfiehlt es sich, die Hausmittel bereits vor Auftreten der Beschwerden vorzustellen oder auf der Station frei zugänglich zu machen. Oft ergeben sich so interessante Gespräche, bei denen beide Seiten voneinander lernen können. Betroffene werden dann eher dazu bereit sein, eines der Mittel bei Bedarf auszuprobieren. Im ambulanten Bereich finden sich die Hausmittel meist im Haushalt der Betroffenen oder können mit wenig Aufwand gemeinsam organisiert werden.

## Kleine Hausapotheke

| Beschwerden | Was kann helfen? |
| --- | --- |
| Kopfschmerzen | • Kopfmassage mit Tigerbalsam oder Pfefferminzöl |
| Gliederschmerzen | • Entspannungsbad mit ätherischem Öl (Cajeput, Lavendel oder Minze), dazu das Öl in etwas Kaffeesahne einrühren, bevor es ins Wasser gegeben wird<br>• Kartoffelwickel um die Waden legen |
| Durchfall | • Banane essen<br>• Bitterschokolade essen<br>• Schwarztee trinken |
| Verstopfung | • Ausreichend Bewegung und Flüssigkeit<br>• Trockenfeigen essen<br>• Ein Löffel Leinsamen über Nacht in Wasser aufquellen lassen und am nächsten Tag essen<br>• Morgens und abends einen Esslöffel (Oliven-)Öl schlucken |
| Triefnase, verstopfte Nase | • Ätherisches Öl (Cajeput, Eukalyptus, Kiefer, Thymian) auf das Taschentuch träufeln oder inhalieren |
| Rückenschmerzen | • Heißer Dampfwickel mit ätherischem Öl (Lavendel, Thymian, Kiefer)<br>• Rückenmassage<br>• Vollbad mit ätherischem Öl |
| Übelkeit | • Fenchel- oder frischen Ingwertee trinken<br>• Kartoffelwickel auf den Bauch legen<br>• An frisch aufgeschnittenen Zitronen riechen |
| Schwitzen | • Salbeitee trinken |
| Schlaflosigkeit | • Lavendel- oder Orangenblütentee trinken<br>• Ätherisches Öl auf die Schläfen und Handgelenke massieren (Lavendel, Melisse) oder als Raumduft verwenden (Jasmin, Neroli, Rose)<br>• Warme Milch mit Honig und etwas Zimt trinken |
| Zahnschmerzen | • Gewürznelke mit dem schmerzenden Zahn zerbeißen oder Gewürznelkenöl auftupfen |

## Interventionen bei Craving

Craving ist der eingedeutschte Fachausdruck für den fast unbezwingbar scheinenden Drang, eine psychotrope Substanz zu konsumieren. Die Ursachen hierfür sind dem heutigen Verständnis nach vielschichtig. Als ein mögliches Motiv werden Störungen des Belohnungssystems im Zentralnervensystem vermutet. Lerntheoretisch wird Craving als konditionierte Reaktion auf substanzbezogene Reize verstanden. So kann die eingenommene Substanz belohnend wirken, wenn sich Euphorie oder Entspannung einstellen. Entzugserscheinungen hingegen sind unangenehm und werden möglichst vermieden. Das Suchtverhalten wird in beiden Fällen positiv verstärkt, und die Substanz wird erneut eingenommen.

Inzwischen gibt es medikamentöse Ansätze, um Craving zu reduzieren. Dabei wird auf die Wirkstoffe Disulfiram (Antabus®), Baclofen (Lioresal®), Acamprosat (Campral®) oder Naloxon (Narcanti®, Naloxon OrPha®, Nexodal®) gesetzt. Die Studienlage zu den Effekten ist allerdings umstritten, und die Anwendung birgt einige Gefahren. Da ein langfristig wirksamer Umgang mit Stresssituationen förderlicher ist, wird der Schwerpunkt auf psychosoziale Interventionen gelegt. Wenn aber die betroffene Person droht, die Therapie abzubrechen, sollte überprüft werden, ob medikamentös für Entlastung gesorgt werden kann.

In einer akuten Cravingsituation, wie die eben genannte, ist es kaum mehr möglich, einen klaren Gedanken zu fassen. Um die Stresssituationen gut zu überstehen, können im Vorfeld Notfall- oder Anti-Craving-Pläne (⤓) erarbeitet werden. Ein solcher Anti-Craving-Plan ist im Folgenden beispielhaft dargestellt. Es handelt sich um den Plan eines genesenen Betroffenen, der ihn für das Buch zur Verfügung gestellt hat (an dieser Stelle: Vielen Dank dafür!).

## Anti-Craving-Plan

1. Anerkennen, dass ich Suchtdruck habe. Ich muss mich oder andere nicht belügen, ich kann zugeben, dass ich Craving habe.
2. Craving als etwa Normales akzeptieren. Ich muss nicht in Panik ausbrechen. Ich muss nicht darauf reagieren.
3. Irgendwo anders hingehen. Vielleicht sehe, höre oder rieche ich gerade etwas, was meinen Suchtdruck triggert.
4. Darüber reden. Meistens hilft es, darüber zu reden.
5. Fitnessübungen machen (mindestens 15 Minuten).
6. Etwas Gesundes kochen und essen.
7. Ein kleines Stück Schokolade genießen, aber nicht die ganze Tafel essen.
8. Eine Meditationsübung mit meiner Achtsamkeits-CD machen.
9. Atemübung machen.
10. An zwei Gründe denken, aus denen ich clean sein wollte, und an zwei Gründe, aus denen ich aufhören wollte zu konsumieren. Diese Gründe aufschreiben.
11. Wenn es nicht besser wird, meine Schwester anrufen.

Wenn ich jetzt konsumiere, wird mich die Vergangenheit wieder einholen und ich werde mich schämen!

Craving ist zeitlich begrenzt. Allerdings kann niemand im Voraus sagen, wie lange die Empfindung anhält. Durch vorher eingeübte Fertigkeiten (Skills) und/oder einen Anti-Craving-Plan lässt sich die Dauer positiv beeinflussen. Pflegefachpersonen können Betroffene in Cravingsituationen unterstützen, indem sie auf die bereits erlernten Skills und Pläne verweisen und ihnen bei der Anwendung zur Seite stehen. Wenn bisher noch keine Interventionen geplant wurden, kann es bereits helfen, wenn sich die Betroffenen in der Cravingsituation begleitet fühlen und gemeinsam versucht wird, die Suchtdruckwelle zu überstehen.

## Interventionen bei Intoxikationen

Intoxikationen sind verhältnismäßig häufige Notfälle in der Zusammenarbeit mit Menschen mit Abhängigkeit. Damit sie rechtzeitig erkannt werden und möglichst glimpflich ablaufen, ist es wichtig, die Symptome und Sofortmaßnahmen zu kennen. Trotz der hohen Wahrscheinlichkeit einer Intoxikation bei Bewusstseinsveränderungen sollten auch andere Ursachen, wie z. B. ein Schädel-Hirn-Trauma, in die Überlegungen einbezogen werden.

**Beispiel** Susanne, 42 Jahre alt, lebt in einer betreuten Wohngemeinschaft und ist neu im Methadonprogramm. Sie bekommt täglich 80 mg Methadon. Gestern Abend war Susanne sehr traurig, weil sie Sehnsucht nach ihren Kindern hatte, die in einer Pflegefamilie wohnen. Susanne ist sehr zuverlässig und kommt nie zu spät. Heute ist sie nicht zum Reinigungsdienst erschienen. Heike, ihre pflegerische Bezugsperson, sucht sie in ihrem Zimmer auf. Susanne liegt bewusstlos auf ihrem Bett.

Solche Situationen erfordern direktes Handeln. Abbildung 17 (S. 106, 107) stellt häufige Symptome von Intoxikationen und geeignete Maßnahmen vor.

# Evaluation

Ein gelungener Pflegeprozess ist eng mit einer regelmäßigen Kontrolle von Maßnahmen und einem zukunftsorientierten Blick verbunden. Bedürfnisse von Menschen mit einer Abhängigkeitserkrankung können sich durch neue Situationen verändern, und es können Fort- oder Rückschritte eintreten. All dies hat Einfluss auf die Wirksamkeit von Interventionen.

Unter Evaluation wird im Pflegeprozess eine laufende Überprüfung der durchgeführten Maßnahmen, der Zielerreichung, des Verlaufs und der Zusammenarbeit verstanden. Das Bezugspersonengespräch ist für dieses Vorgehen prädestiniert. Gemeinsam kann beurteilt werden, ob der eingeschlagene Weg der richtige ist, gesteckte Ziele erreicht wurden oder neu gesetzt werden müssen und die Zusammenarbeit funktioniert. Dazu ist ein hohes Maß an Ehrlichkeit und Offenheit nötig – sowohl sich selbst als auch dem Gesprächspartner und Prozess gegenüber.

Abbildung 17 **Intoxikationen – Merkmale und Maßnahmen**

| Substanz | Symptome |
|---|---|
| Alkohol | • Übelkeit, Erbrechen<br>• Beeinträchtigung der kognitiven Leistung und Kritikfähigkeit<br>• Wechselnd zwischen Dämpfung und Übererregbarkeit<br>• Ataxie<br>• Nystagmus<br>• Bei schwerer Intoxikation: Koma, Atemlähmung, Blutdruckabfall, Unterkühlung |
| Opioide (Heroin, Morphin, Methadon, etc.) | • Stecknadelpupillen<br>• Bewusstseinsstörungen von Sedierung bis Koma<br>• Atemdepression bis Atemlähmung<br>• Blutdruckabfall<br>• Areflexie (Fehlen eines oder mehrerer Eigenreflexe) |
| Benzodiazepine und Barbiturate | • Bewusstseinsstörungen von Sedierung bis Koma (wobei Benzodiazepine weniger potent sind als Barbiturate)<br>• Übelkeit, Erbrechen<br>• Atemdepression bis Atemstillstand<br>• Areflexie |
| Amphetamine | • Unruhe, Hyperaktivität, Angst, Selbst- und Fremdgefährdung<br>• Hypertonie, Arrhythmie<br>• Tachykardie<br>• Tremor, Krämpfe<br>• Kreislaufversagen, Schock<br>• Herzinfarkt |
| Kokain | • Unruhe, Hyperaktivität, Selbst- und Fremdgefährdung<br>• Hypertonie, Tachykardie<br>• Delir<br>• Hyperthermie<br>• Kardiale Rhythmusstörungen<br>• Herzinfarkt<br>• Hirninfarkt |

**Maßnahmen**

- Erste Hilfe, Lagerung: erhöhter Oberkörper, bei Bewusstlosigkeit: stabile Seitenlage, gegebenenfalls Sauerstoffzufuhr
- Engmaschige Kontrolle
- Monitoring (Sauerstoffsättigung, Blutdruck, EKG)
- Laborkontrolle auf andere Substanzen
- Nach Möglichkeit ruhige, reizarme Umgebung
- Bei starker Agitation pharmakologische Sedierung (Vorsicht bei Benzodiazepinen)

- Monitoring (Sauerstoffsättigung, Blutdruck, EKG)
- Sauerstoffgabe
- Gabe von Naloxon: Initialdosis 0,2–4 mg; weitere Dosen von 0,4 mg alle zwei bis drei Minuten möglich; wenn nach 10 mg keine Wirkung eintritt, muss die Diagnose infrage gestellt werden
- Vorsicht: Buprenorphin (Subutex®) hat eine längere Halbwertszeit, deshalb muss Naloxon (Narcanti®, Naloxon OrPha®, Nexodal®) höher (5–10 mg) dosiert werden.

- Erbrechen induzieren
- Monitoring (Sauerstoffsättigung, Blutdruck, EKG)
- Sauerstoffgabe
- Gabe von Flumazenil (Anexate®): initial 0,2 mg in Natriumchlorid, bei ungenügender Wirkung Wiederholung nach einer Minute, wiederholen bis maximal 1 mg; wenn dann keine Wirkung eingetreten ist, muss die Diagnose infrage gestellt werden

- Monitoring (Sauerstoffsättigung, Blutdruck, EKG)
- Untersuchung des Zentralnervensystems und Herz-Kreislauf-Systems
- Gegebenenfalls intensivmedizinische Behandlung
- Es bestehen keine gesicherten und einheitlichen Empfehlungen zur Medikation

- Monitoring (Sauerstoffsättigung, Blutdruck, EKG)
- Untersuchung des Zentralnervensystems und Herz-Kreislauf-Systems
- Gegebenenfalls physikalische Kühlung
- Gegebenenfalls Gabe von Benzodiazepinen

## Laufende Evaluation der Pflegeplanung

Die Qualität der Pflege lässt sich anhand des Pflegeplans überprüfen. Die Evaluation des Arbeitsprozesses ermöglicht Pflegefachpersonen, gezielt Rückmeldungen von Betroffenen einzuholen. Fühlt sich die betroffene Person unterstützt? Gibt es Anliegen und Wünsche für die kommende Zeit?

Gemeinsam wird geklärt, ob Ziele und Maßnahmen noch stimmen. Bereits durchgeführte Interventionen können gestoppt und Ziele angepasst werden. Die Ergebnisse sollten schriftlich festgehalten und ein neuer Termin vereinbart werden. Der korrigierte Pflegeplan wird der betroffenen Person als Kopie ausgehändigt. Dieses Vorgehen hat sich in der Praxis als sinnvoll erwiesen und hat auch für Pflegefachpersonen das oft statisch scheinende Instrument der Pflegeplanung sympathischer gemacht.

## Die Abschlussphase

Die Abschlussphase ist von Pflegefachpersonen bewusst zu gestalten und sollte nicht aus Gewohnheit ablaufen. Das gilt vor allem, wenn der Pflegeprozess länger gedauert hat. Der Beziehungsaufbau zwischen Pflegefachpersonen und Pflegebedürftigen lässt sich anhand der Einteilung in Orientierungs-, Identifikations-, Nutzungs- und Ablösungsphase (Modell Peplau, siehe S. 79) gut überprüfen. Jede dieser Phasen hat spezifische Aufgaben und Inhalte. Gemeinsam kann geschaut werden, ob sich eine tragfähige Beziehung entwickelt hat, Unterstützungsmechanismen genutzt und Pläne für die Zukunft geschmiedet wurden.

In der Abschlussphase sollte die betroffene Person über effektive Problemlösestrategien verfügen und diese auch anwenden können und dürfen. Damit das möglich ist, muss überlegt werden, wie der Person schrittweise Verantwortung zurückübertragen werden kann. Hildegard Peplau (1995) spricht während des gesamten Beziehungsprozesses von verschiedenen Rollen, die Pflegefachpersonen und Betroffene einnehmen. Aus der anfangs relativ großen Abhängigkeit der betroffenen Person entwickelt sich im Laufe der Zeit eine gleichberechtigte, erwachsene Beziehung zu den Pflegefachpersonen.

Gleichzeitig verändern sich die Gespräche und Gesprächsinhalte. Zu Beginn der Behandlung steht der hohe Bedarf nach Information und Beratung im Vordergrund. Die Ablösungsphase zeichnet sich hingegen durch einen Austausch auf Augenhöhe aus. Die Lebensgeschichte von Menschen mit Abhängigkeitserkrankungen ist oft von Beziehungsab-

brüchen geprägt. Die Pflegekraft-Patienten-Beziehung hat neben dem Arbeitscharakter zusätzlich eine gewisse Modellhaftigkeit. Sie bietet sich als Lernfeld für andere Situationen und Beziehungen an, wenn sie vonseiten der Pflegefachperson bewusst gestaltet wird.
Die Abschlussphase hängt naturgemäß eng mit der Wiederaufnahme eines Lebens außerhalb des Hilfesystems zusammen. Damit dies gelingen kann, ist es wichtig, Betroffenen Sicherheit zu vermitteln. Mit Fähigkeiten und Fertigkeiten, die in der Behandlung gelernt und entdeckt worden sind, ist die betroffene Person für Risikosituationen gerüstet. In der Praxis hat es sich bewährt, in der Abschlussphase alltagsrelevante Themen, wie der berufliche Wiedereinstieg oder der Besuch des Frauenchors, aufzugreifen, um Betroffenen den Übergang zu erleichtern. Solche Themen hatten im bislang von Therapie beherrschten Behandlungsalltag nicht viel Platz.

## Das Abschlussgespräch

Dem Abschlussgespräch wird erfahrungsgemäß zu wenig Raum gegeben. Nicht selten findet es zwischen Tür und Angel statt oder wird gar nicht erst geplant. Trotz intensiver Suche konnte keine Literatur zu pflegerischen Abschlussgesprächen gefunden werden. Aus diesem Grund greift das vorliegende Kapitel auf persönliche Erfahrungen und die Erkenntnis von Jennifer HARDY und Susan S. WOODHOUSE (2008) zurück, dass das Abschlussgespräch in der Psychotherapie meist mit positiven Assoziationen besetzt ist.
Gerade nach einer längeren und intensiven Arbeitsbeziehung markiert es den Endpunkt des Pflegeprozesses und hat mit Loslassen (für beide Seiten), Zurückschauen (ebenfalls für beide Seiten) und Nach-vorne-Gehen (vor allem für die Betroffenen) zu tun. Das Gespräch kann mittels dieser drei Themenbereiche strukturiert werden.

### Das geplante Abschlussgespräch

Das geplante Abschlussgespräch richtet sich wie die meisten Bezugspersonengespräche nach einem strukturierten Rahmen. Zu Beginn des Gesprächs werden die ungefähre Dauer und der Inhalt bekannt gegeben. Anschließend wird nach speziellen Anliegen des Gegenübers gefragt.

**Inhalte des geplanten Abschlussgesprächs**

- Den aktuellen Stand bezüglich des Konsums, der erlernten Strategien feststellen: »Blicken Sie noch einmal auf den Beginn der Behandlung zurück. Was hat sich verändert?«
- Die große Leistung der betroffenen Person würdigen
- Die schwierigste und schönste Zeit reflektieren: »Wenn Sie auf die Zeit zurückschauen, was war für Sie ...?«
- Nächste Ziele formulieren
- Den Notfallplan wiederholen: Gibt es einen Notfallplan? Wie sieht er aus?
- Zur geleisteten (Bezugs-)Pflege eine Rückmeldung einholen
- Persönlichen Wunsch mit auf den Weg geben

## Das ungeplante Abschlussgespräch

Vielfach brechen Menschen mit einer Suchterkrankung die Therapie ab, wenn sie sich zu wenig unterstützt fühlen oder die Entzugssymptome als zu belastend wahrgenommen werden. Auch das Behandlungsteam kann sich z. B. bei fehlender Motivation oder aggressivem Verhalten vonseiten der betroffenen Person gegen das Fortführen einer Therapie entscheiden. In solchen Fällen kommt es zu einem ungeplanten Abschlussgespräch. Trotz der oft emotionalen Situation ist es wichtig, diesen Gesprächen Raum zu lassen.

**Inhalte des ungeplanten Abschlussgesprächs**

- Auf die positiven Leistungen in der Behandlung zurückblicken und das Engagement der betroffenen Person würdigen
- Nächste Schritte klären und gegebenenfalls Adressen von Notunterkünften aushändigen: »Wo werden Sie übernachten?«
- Möglichkeiten zur Rückkehr in die Therapie aufzeigen
- Persönlicher Sorge Ausdruck verleihen: »Ich mache mir Sorgen um Sie« – allerdings nur, wenn das stimmt. Unehrlichkeit wird sofort durchschaut.

# Pflegerische Gruppenangebote

Neben Einzelinterventionen gehören Gruppenangebote zum Behandlungssetting in Entzugs- und Therapieeinrichtungen. Trotz der Vielfältigkeit der Angebote lassen sich Gemeinsamkeiten feststellen. Gruppen bieten immer die Möglichkeit, sich auf verschiedenen Ebenen weiterzuentwickeln. Eine allgemeingültige Definition für eine Gruppe gibt es nicht, es finden sich aber in der Literatur einige Hinweise, welche Merkmale eine Gruppe ausmachen.

**Merkmale einer Gruppe** (nach Gehm 1997)

**Zusammengehörigkeit** Auf irgendeine Weise erleben die Gruppenteilnehmenden ein Zusammengehörigkeitsgefühl.

**Gemeinsames Ziel** Die Teilnehmenden verfolgen in der Regel ein oder mehrere Ziele, auf die sie sich verständigt haben oder die vorgegeben sind.

**Rollendifferenzierung** Die Teilnehmenden übernehmen unterschiedliche Rollen.

**Gemeinsame Normen** Zu Beginn der Gruppe werden gemeinsame Umgangsregeln festgelegt, wie einander ausreden lassen oder einander nicht kritisieren.

**Binneninteraktion** Während der Gruppenaktion sprechen die Teilnehmenden mehr miteinander als mit Außenstehenden.

Therapeutische Gruppen bilden eine Zweckgemeinschaft auf Zeit. Unter dieser wird ein Zusammenschluss mehrerer Menschen verstanden, die ein gemeinsames (übergeordnetes) Ziel verfolgen, wie die Sicherung des Überlebens. Die persönlichen Ziele der Gruppenmitglieder sind individuell verschieden und können sich höchstens gleichen. Eine Person kann z. B. das Ziel haben, durch Abstinenz die Symptome ihrer Leberzirrhose zu lindern. Eine andere Person wiederum will ihren Partner durch abstinentes Verhalten zurückgewinnen. Der Zweck einer therapeutischen Gruppe reicht von der Beratung bis zur Anti-Stigma-Arbeit.

**Funktionen von pflegetherapeutischen Gruppen** (nach RAKEL, LANZENBERGER 2001)

- Betroffene in den therapeutischen Prozess einbinden, z. B. durch Beratung und Unterstützung, Informationen über medikamentöse Behandlung, Verständnis und Bewältigung der Erkrankung und Klärung von Beziehungen zu Mitpatienten und Fachpersonen
- Mit anderen kommunizieren und Erfahrungen teilen
- Probleme erkennen und untersuchen
- Isolation verringern
- Gegenseitig Hilfe geben und das Selbstwertgefühl stärken
- Angst vor der Psychiatrie und Stigmatisierung reduzieren

Neben den genannten Zielen können pflegetherapeutische Gruppen genutzt werden, um individuelle Probleme in der Gruppe anzugehen. Menschen, die über viele Jahre von einer Substanz abhängig waren, leben oft in sogenannten »Parallelgesellschaften«. In diesen Subkulturen gelten eigene Regeln und Werte. Um wieder in der »allgemeinen« Gesellschaft Fuß zu fassen, müssen Normen neu erkannt und erlernt werden. Beziehungsgestaltung und Kommunikation müssen genauso geübt werden wie die Fähigkeit, seine eigenen Bedürfnisse angemessen zu vertreten.

Alltagsrelevante Themen können ebenfalls gut in der Gruppe bearbeitet werden. Betroffene berichten oft von Schwierigkeiten, ihren Tag zu gestalten. Während der Konsumzeit drehte sich alles um die Beschaffung der Suchtsubstanz. Diese, jetzt leeren Zeiten mit Aktivitäten zu füllen, ist für viele nicht leicht. Tagesstrukturierende Maßnahmen scheinen hier förderlich zu sein, auch wenn ihr Nutzen noch nicht genügend erforscht ist.

Einige Fertigkeiten, wie Haushaltführen, Kochen oder die Handhabung von Sportgeräten, waren im Leben der Betroffenen bisher nicht oder nur wenig relevant und müssen erst gelernt oder wieder erlernt werden. Hobbys wurden während der Konsumzeit vielfach vernachlässigt. Die Therapiezeit kann genutzt werden, um alte Interessen aufleben zu lassen und neue zu entdecken.

Eine gute, wenn auch etwas aufwendigere Form der Gruppenvorbereitung ist das Berliner Modell von Paul HEIMANN und Kollegen (1997). Es bietet Hilfsmittel, die für die Vor- und Nachbereitung von Gruppenaktivitäten oder -sitzungen nützlich sind.

Abbildung 18 **Das Berliner Modell** (Text HEIMANN u.a. 1997, Zeichnung Oeclan / pflegewiki.de)

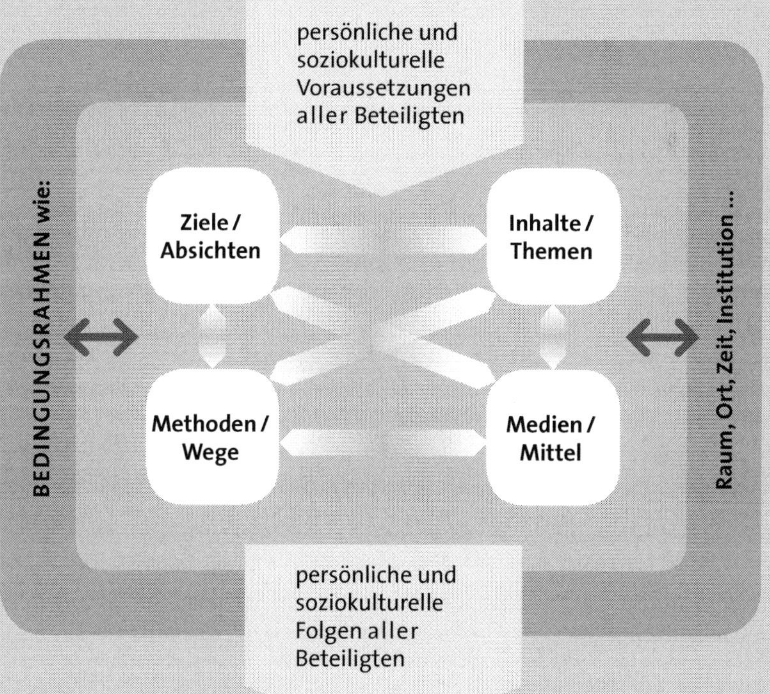


Das Berliner Modell geht davon aus, dass jedes Gruppenmitglied (inklusive der Leitenden) persönliche und soziokulturelle Faktoren mitbringt. Zu diesen sogenannten Bedingungsfaktoren zählen räumliche Gegebenheiten, der Grund des Dabeiseins, Alter, Herkunft, Vorwissen, Erfahrungen, Interessen, persönliche Ziele und Motivation. Sie stellen die Lehr- und Lernvoraussetzungen der Beteiligten dar.

Daneben gibt es vier sogenannte Entscheidungsfelder. Unter diesen werden Bereiche verstanden, die bei guter Abstimmung mit den Bedingungsfaktoren eine gelungene Gruppensitzung ausmachen. Sie sind bei der Planung von Aktivitäten zu berücksichtigen. Die einzelnen Faktoren stehen dabei in einer wechselseitigen Beziehung zueinander.

**Entscheidungsfelder für die Planung von Gruppenzielen** (nach HEIMANN u.a. 1997)

**Ziele und Absichten** Was ist das Ziel der Gruppensitzung? Auf welchen Überlegungen beruht das Ziel? Passt das Ziel zu den Bedingungsfaktoren?
**Inhalte und Themen** Welche Inhalte sollen vermittelt werden? Passen die Themen zum Ziel?
**Methoden und Wege** Welche Möglichkeiten habe ich, um ausgehend von den Bedingungsfaktoren zum Ziel zu gelangen (z.B. Achtsamkeitsübungen)?
**Medien und Mittel** Welches Material benötige ich, um die gewählten Methoden anzuwenden (z.B. Flipchart, Beamer, Seminarunterlagen)?

Nach Abschluss der Gruppenaktivität wird reflektiert, inwieweit sich etwas verändert hat. Gemeinsam wird geschaut, ob die einzelnen Teilnehmenden ihre persönlichen Ziele erreicht haben. Die Auswertung fließt in die Planung der nächsten Gruppenaktivität ein. Um das Berliner Modell anwenden zu können, müssen Pflegefachpersonen die Gruppenmitglieder gut kennen und sich mit ihnen bereits über ihre persönlichen Ziele unterhalten haben.

# Gesprächsgruppen im Gezeitenmodell

Im Gezeitenmodell von Phil BARKER und Poppy BUCHANAN-BARKER (2013) werden drei Arten von Gesprächsgruppen unterschieden: die Entdeckungsgruppe, Informationsgruppe und Lösungsgruppe. Den Sinn von Gruppenarbeit fasst das Autorenteam darin zusammen, dass Menschen ihre Probleme mit anderen teilen, sich selbst wertschätzen lernen und ihre Identität zurückfordern können.
Zwar sind die persönlichen Probleme eines Menschen einzigartig und sehr spezifisch, allerdings sind die Probleme, die Menschen zu einer

psychiatrischen Dienstleistung führen, überraschend ähnlich und haben oft Gemeinsamkeiten. Große Lebensprobleme stellen Betroffene nicht selten vor das Gefühl, mit dem Erlittenen allein zu sein. Die Erfahrung, dass andere Menschen Ähnliches durchlebt und bewältigt haben, kann Trost spenden und eine wertvolle Unterstützung sein.
Das Gezeitenmodell stellt das Soziale Lernen in den Mittelpunkt. Es geht davon aus, dass eine Person in Gruppen, wie in der Familie, in der Schule oder im Freundes- und Bekanntenkreis, soziale und emotionale Kompetenzen erwirbt, die zum Menschsein gehören. Dazu zählen z. B. Empathie, Konflikt- und Kommunikationsfähigkeit ebenso wie Zivilcourage.

## Die Entdeckungsgruppe

In der Entdeckungsgruppe tauschen sich Menschen über Themen aus, die auf den ersten Blick wenig »Therapeutisches« an sich haben. Betroffene berichten aber, dass es ihnen geholfen habe, ihre Ressourcen wahrzunehmen.
Die Entdeckungsgruppe dauert ungefähr 45 Minuten und findet einmal wöchentlich statt. Bewährt hat es sich, sie zur »Tagesmitte«, weder am frühen Morgen noch am späten Abend, anzubieten. Jede Sitzung wird von zwei Pflegefachpersonen begleitet, die sich zu Beginn vorstellen und das Vorgehen beschreiben. In der Gruppensitzung lernen sich die Teilnehmenden und Fachpersonen in einem möglichst »leichten« Gespräch besser kennen. Als Themen bieten sich Wünsche, Lieblingsbücher oder Musik an. Auf Erkrankungen und Schicksalsschläge sollte hingegen nicht eingegangen werden.

### Ablauf der Entdeckungsgruppe (nach Barker, Buchanan-Barker 2013)

Vor der Sitzung werden zehn Karten mit je drei Fragen angefertigt und jeweils in einen Briefumschlag gesteckt. Die Umschläge werden durchnummeriert. Die drei Fragen im Kuvert reichen von einfachen bis anspruchsvollen Fragen.
**Beispiele für einfache Fragen** Welches Buch oder welche CD hätten Sie gerne mit auf einer einsamen Insel? Was war Ihr liebstes Spielzeug, als Sie ein Kind waren? Welchen Gegenstand würden Sie aus Ihrem brennenden Haus retten?
**Beispiele für anspruchsvollere Fragen** Wo sehen Sie sich in zehn Jahren?

Wenn Sie einen Wunsch frei hätten, was würden Sie sich wünschen? Gesundheit, Wohlstand oder Glück: Was ist Ihnen am wichtigsten?

**Beispiele für anspruchsvolle Fragen, bei denen die Gruppe unterstützen darf** Welche Frage würden Sie gern der ganzen Gruppe stellen? Welche Frage würden Sie gern einer Person in der Gruppe stellen? Welche Frage würden Sie gern den Moderierenden der Gruppe stellen?

Die Teilnehmenden setzen sich in einem Kreis zusammen. In die Mitte werden die nummerierten Umschläge gelegt. Alle, die möchten, dürfen sich ein Kuvert nehmen. Die Person mit der niedrigsten Nummer wird gebeten, den Umschlag zu öffnen, die drei Fragen auf der Karte vorzulesen und dann eine Frage auszuwählen, die sie beantworten will.

Nachdem die Person gesprochen hat, geben die Moderierenden die Frage in die Runde. Die anderen Teilnehmenden sollen das Gesagte kommentieren oder ihre eigene Antwort auf die Frage geben. Die Moderierenden machen ebenfalls mit.

Die Gruppe schließt, nachdem alle Freiwilligen ihre Umschläge geöffnet haben und die jeweils ausgewählte Frage beantwortet wurde.

## Die Informationsgruppe

Die Informationsgruppe unterstützt Betroffene, sich im Gesundheits- und Sozialsystem zu bewegen. Die Sprache und die Regeln innerhalb einer Institution unterscheiden sich oft ganz erheblich vom Leben draußen. Die verschiedenen Dienste, die ihre Unterstützung anbieten, sind für viele Betroffene absolut unverständlich. Die Informationsgruppe soll den Informationsbedarf decken, um Entscheidungen fällen zu können. Sie ist eng mit der Methodik der Patientenedukation (siehe S. 118) verwandt.

Zusätzlich verfolgt die Informationsgruppe das Ziel, Institutionen und Dienstleistungen vorzustellen. Für die Wahl einer möglichen Nachfolgetherapie kann es hilfreich sein, wenn Vertreter der verschiedenen Institutionen eingeladen werden und über ihre Einrichtung berichten. Vertreter der Sozialen Arbeit können Möglichkeiten der Finanzierung von Therapien aufzeigen. Um herauszufinden, welche Themen die Teilnehmenden zurzeit beschäftigen, kann ein frei zugängliches Themensammelboard auf der Station aufgestellt werden. Auf diesem können alle Teilnehmenden Ideen festhalten.

**Ablauf der Informationsgruppe** (nach BARKER, BUCHANAN-BARKER 2013)

Zu Beginn wird erklärt, aus welchem Grund das Thema für die Informationsgruppe gewählt wurde, z.B.: »Es ist schwierig, bei allen Selbsthilfeangeboten den Überblick zu behalten, deshalb haben wir uns entschieden, drei Vertreter zur Informationsgruppe einzuladen.«
Die Moderierenden stellen kurz die Anwesenden vor und erläutern den Ablauf: »Zuerst wird Hanna über die Anonymen Alkoholiker berichten, danach stellt Klaus die Konsumgesprächsgruppe der Stadt vor, und zum Schluss erzählt Erich vom wöchentlichen trialogischen Austausch. Nach den Vorträgen machen wir eine kurze Pause und treffen uns im Anschluss zur Diskussion offener Fragen.«
Informationsgruppen beinhalten zwingend einen Informationsteil und die Möglichkeit, offene Fragen zu klären.

## Die Lösungsgruppe

Wie der Name schon sagt, ist die Lösungsgruppe lösungsorientiert. Betroffene sollen in ihr mehr über sich selbst und ihre Probleme lernen. Diese Art von Gesprächsgruppe soll die Zuversicht stärken, Probleme bewältigen zu können. Die Lösungsgruppe wird von Pflegefachpersonen geleitet, die auch sonst den Stationsalltag mit den Betroffenen gestalten.

**Ablauf der Lösungsgruppe** (nach BARKER, BUCHANAN-BARKER 2013)

Zu Beginn wird gefragt, wer gern ein Problem besprechen möchte. Der Person werden einige Minuten Zeit gegeben, ihr Problem zu erörtern.
Die Moderierenden erkundigen sich, ob es in Ordnung sei, wenn die anderen Teilnehmenden Fragen zum Problem stellen: »Vielen Dank, dass Sie sich so offen mitgeteilt haben. Im nächsten Teil können die anderen Gruppenteilnehmenden Fragen zu Ihrem Problem stellen. Ist das für Sie in Ordnung?«
Es ist wichtig, dass die Person die Kontrolle behält und Fragen zurückweisen kann. In dieser Phase sollen noch keine Lösungen präsentiert werden.
Nachdem die offenen Fragen geklärt sind, holen die Moderierenden die Erlaubnis ein, über das Problem konkret zu sprechen: »Ich denke, wir haben

jetzt eine ziemlich gute Vorstellung von dem Problem. Wie wäre es für Sie, zu hören, was andere darüber denken?« Die Person kann auf Aussagen und Vorschläge der Gruppe antworten, und es ergibt sich ein Gespräch, wie es oft auch unter Freunden der Fall ist.
Bevor die Diskussion abgeschlossen wird, stellen die Moderierenden die Frage: »Vor zehn Minuten (Benennen des Zeitpunkts) haben Sie uns diese Geschichte über Ihre Versagensängste (Benennen des Problems) mitgebracht. Nachdem Sie nun mit uns gesprochen haben, sagen Sie uns bitte: Was hat sich verändert?« Es wird bewusst nicht gefragt, ob sich etwas verändert hat. Durch die offene Fragestellung wird die Person aufgefordert, gründlich über mögliche Prozesse und Unterschiede nachzudenken.
Die Diskussion endet mit einem Dank an die Person. Ihr wird gewünscht, dass sie ihre persönliche Lösung für das Problem findet.

## Patientenedukation

Die komplexen Abläufe und Zusammenhänge, die eine Erkrankung mit sich bringt, erfordern von der betroffenen Person viel Wissen und Auseinandersetzung. Pflegefachpersonen sind durch ihren ganzheitlichen Ansatz prädestiniert, hier Patientenedukation zu leisten. Es gibt unterschiedliche Definitionen für Patientenedukation. Grundsätzlich soll die Methodik Betroffene mittels Informationen, Beratung und Anleitung unterstützen, mit Gesundheit und Krankheit umzugehen. Selbstverantwortung setzt voraus, Warnsignale zu erkennen, über Selbstmanagementfähigkeiten zu verfügen und eine angemessene Einstellung zur Erkrankung zu haben. Die Patientenedukation findet in Einzel-, Familien- und Gruppensettings statt und wird dem jeweiligen Pflegeziel angepasst.
Wenn beispielsweise Empowerment an oberste Stelle rückt, stehen in der Patientenedukation persönliche Ziele und informierte Entscheidungen im Vordergrund (Funnell 2004). Indem die Betroffenen lernen, aktiv Einfluss auf ihre Gesundheit zu nehmen, wird ihre Lebensqualität verbessert. Eigene Stärken sollen wahrgenommen und eingesetzt werden.
Patientenedukation kann auf verschiedenen Ebenen erfolgen, so kann sie personenzentriert oder gesellschaftspolitisch motiviert sein. Erfah-

rungsgemäß führt sie dazu, dass sich die Betroffenen mehr auf den Behandlungsprozess einlassen (können) und individuelle Ziele formulieren. Für eine personenzentrierte Patientenedukation ist es wichtig, zuerst den Informationsbedarf einer Person zu erheben. Im Anschluss können geeignete Interventionen angeboten werden (Redman 2001).
In einer Gruppensituation ist es für Pflegefachpersonen nicht immer möglich, die Bedürfnisse des Einzelnen genau zu ermitteln. In der Einstiegsphase macht es aber durchaus Sinn, die Teilnehmenden nach ihren Anliegen zu fragen und dies bei der Planung zu berücksichtigen.

**Kurzfristige Ziele von pflegetherapeutischen Patientenedukationsgruppen**

- Sachgerechte und wohlüberlegte Entscheidungen treffen
- Lebensnotwendige Selbstversorgungskompetenzen entwickeln
- Probleme erkennen und entsprechend darauf reagieren
- Antworten auf Fragen bekommen bzw. die richtigen Ansprechpartner finden
- Alltagskompetenz erwerben

Langfristig soll Patientenedukation Betroffenen zu einer gesundheitsbewussten Denk- und Handlungsweise verhelfen. Die Eigenverantwortung soll gestärkt werden, um Langzeitfolgen zu vermeiden und damit die Lebensqualität zu erhöhen (London 2003). Für die Praxis bieten sich unterschiedliche Möglichkeiten patientenedukativer Gruppen an. Neben Themen wie Erkrankung, Krankheitsentstehung, Symptome, Folgeerkrankungen und Prävention können Kommunikationskonzepte (z. B. die Gewaltfreie Kommunikation), alltagsrelevante Fragen oder soziale Kompetenzen Inhalte der Sitzungen sein.
Dabei ist es sinnvoll, verschiedene Lernmedien wie Schulungsfilme, Plakate oder Arbeitsblätter einzusetzen und die Sitzungen abwechslungsreich zu gestalten. Wichtig ist es auch, die Länge der geplanten Sequenzen je nach Konzentrationsfähigkeit der Teilnehmenden zu wählen. Im Gegensatz zu Frontalunterricht wird während der Gruppensitzungen darauf geachtet, dass gegenseitiges Lernen möglich ist. Die Themen decken Lebensbereiche ab, in denen alle Betroffenen ihre Erfahrungen

gemacht haben. Auf diese Weise kann ein bereichernder Austausch zwischen den Teilnehmenden gefördert werden.

**Themen für Patientenedukations- und Informationsgruppen**

- Abhängigkeitsentstehung und -verständnis
- Folgeerkrankungen
- Prävention (Hepatitis, HIV, sexuell übertragbare Krankheiten)
- Gewaltfreie Kommunikation
- Freizeitgestaltung
- Stigmatisierung
- Hausmittel
- Ernährung

Die Themenauswahl ist meist durch den Hintergrund der durchführenden Pflegefachperson und die Bedürfnisse der Gruppe geprägt. Die Liste ist dementsprechend nicht vollständig, sondern bildet nur eine Auswahl ab.

## Skillstraining

Das Einüben spezifischer Fertigkeiten (Skills) spielt in der recoveryorientierten Pflege bei Suchterkrankungen eine wichtige Rolle. Marsha M. LINEHAN (1993, S. 14) beschreibt Skills als »kognitive, emotionale und handlungsbezogene Reaktionen, die sowohl kurz- als auch langfristig zu einem Maximum an positiven und einem Minimum an negativen Ergebnissen führen«. Gemäß dieser Definition nutzt jeder Mensch täglich Skills. Einige Menschen neigen aber in Stresssituationen dazu, ein schädliches Reaktionsmuster anzuwenden und nicht auf die erlernten Fertigkeiten zurückzugreifen.

Das Skillstraining wurde in den Achtzigerjahren entwickelt und ist ein wesentlicher Bestandteil der Dialektisch-Behavioralen Therapie (kurz DBT, LINEHAN 1993), einem Gruppenangebot für Menschen, die im Umgang mit ihren Gefühlen Schwierigkeiten haben. Es umfasst fünf Module, wobei sich der achtsamkeitsbasierte Ansatz in allen fünfen widerspiegelt:

**Innere Achtsamkeit** → Achtsam zu sein bedeutet, die Aufmerksamkeit auf die eigenen Gefühle, Gedanken und Empfindungen zu lenken, sie im gegenwärtigen Augenblick zu spüren, ohne sie zu bewerten. Die betroffene Person lernt, wer sie selbst ist, und übt, auf ihre eigene Wahrnehmung zu vertrauen und den Umgang mit sich zu verbessern.
**Zwischenmenschliche Fertigkeiten** → In diesem Modul stehen zwischenmenschliche Beziehungen im Vordergrund. Die betroffene Person erwirbt soziale Kompetenzen, die ihr dabei helfen, Beziehungen zu knüpfen und zu pflegen. Dazu gehört es auch, die eigenen Wünsche zurückzustellen und die Absicht des Kontakts zu hinterfragen.
**Umgang mit Gefühlen** → Hier geht es um die Emotionsregulation. Die betroffene Person wird unterstützt, unterschiedliche Gefühle zu beobachten, zu benennen und zu akzeptieren. Das beinhaltet, zwischen Gefühlen und Wahrnehmungen zu unterscheiden. Gefühle sind als Signale zu verstehen, die in spezifischen Situationen Orientierung geben können.
**Stresstoleranz** → Die betroffene Person akzeptiert, dass sie unter Stress steht. Sie erlernt Fertigkeiten, die ihr helfen, schwierige Situationen auszuhalten, sie zu bewältigen und die innere Anspannung abzubauen.
**Selbstwert** → In diesem Modul geht es darum, die eigene Person wertzuschätzen und sich selbst etwas Gutes zu tun. Die Haltung zu der eigenen Person wird verbessert, um für sich selbst sorgen zu können.

Den stärksten Lerneffekt erzielt man, wenn die Fertigkeit mehrfach wiederholt und gefestigt wird. Aus diesem Grund wird im ersten Schritt das theoretische Wissen vermittelt. Anschließend wird der Skill individuell angepasst und im dritten Schritt unter Non-Stress-Bedingungen eingeübt. Im vierten Schritt wird die erlernte Fertigkeit als Alternativverhalten eingesetzt.

Wenn ein Behandlungsteam aus Skillsgruppentrainerinnen und DBT-Einzeltherapeuten besteht, ist es gut möglich und sinnvoll, die Aufgaben zu teilen. Dies ist jedoch oft nicht der Fall. Dann müssen alle vier Schritte durch den Skillsgruppentrainer abgedeckt werden. Hierfür muss zusätzliche Zeit eingeplant werden. Zur Umsetzung der Skillsgruppen sind Materialien und eine Weiterbildung nötig. Das Manual »Interaktives Skillstraining für Borderline-Patienten« von Martin Bohus und Martina Wolf-Arehult (2012) enthält ab der zweiten Auflage einen suchtspezifischen Zusatz.

## NADA-Akupunktur

Ohrakupunktur nach dem NADA-Protokoll (National Acupuncture Detoxification Association, NADA 2015) ist in der Therapie von Menschen mit Abhängigkeitserkrankungen sehr beliebt. Das standardisierte Verfahren wurde ursprünglich in den Siebzigerjahren in New York zur Behandlung Heroinabhängiger entwickelt. Es richtet sich an Menschen, die unter Stress leiden, traumatische Erlebnisse verarbeiten müssen, Anzeichen von Burnout oder Probleme mit Hyperaktivität haben.
Inzwischen wird die NADA-Akupunktur in über 1.500 Institutionen und Programmen eingesetzt. Die Behandlung scheint nicht nur einen positiven Effekt auf Entzugsbeschwerden und Suchtdruck zu haben, sondern wirkt generell stabilisierend und ausgleichend. Studien konnten die Wirksamkeit von NADA-Akupunktur bisher nicht abschließend belegen (Mills u.a. 2005, Gates u.a. 2006, D'Alberto 2004), die Intervention wird aber von vielen Betroffenen mit unterschiedlichen Diagnosen als wirksam beschrieben.
Die Akupunkturbehandlung wird üblicherweise in der Gruppe durchgeführt. Hierzu sitzen die Teilnehmenden bequem auf Stühlen oder auf dem Boden. Pro Ohr werden fünf Nadeln gesetzt. Eine Sitzung dauert zwischen dreißig und vierzig Minuten. Oft wird dabei Entspannungsmusik gehört, das hängt aber von den Wünschen der Teilnehmenden ab. Während der Entzugs- und Entwöhnungsphase wird eine tägliche Anwendung empfohlen. Die Intervention ist mit relativ geringem Aufwand verbunden, kostengünstig und wird von Pflegefachpersonen und Betroffenen gleichermaßen geschätzt. Durchgeführt wird sie unter ärztlicher Verantwortung durch eine ausgebildete Fachperson.
Ausbildungen in NADA-Akupunktur werden in der Schweiz, in Österreich und in Deutschland angeboten (www.nada-acupuncture.ch, www.nada-akupunktur.at, www.nada-akupunktur.de).

## Achtsamkeitsgruppe

Das therapeutische Prinzip der Achtsamkeit gewann in den letzten Jahren zunehmend an Bedeutung. Jon Kabat-Zinn (2003), der Begründer der Achtsamkeitsbasierten Stressreduktion (Mindfulness Based Stress Reduction, kurz MBSR), versteht unter ihr denjenigen Bewusstseinszustand, der sich bei einer absichtsvollen, nicht wertenden Lenkung der

Aufmerksamkeit auf das Erleben einstellt. Das Erleben entfaltet sich dabei von Moment zu Moment. Achtsam zu sein bedeutet, bewusst wahrzunehmen, was gerade geschieht – sei es beim Meditieren, Gehen, Zuhören oder Atmen.

Für den Umgang mit Abhängigkeit und als Rückfallprophylaxe haben Alan Marlatt und Dennis M. Donovan (2005) einen eigenen Achtsamkeitsbasierten Ansatz entwickelt, die Achtsamkeitsbasierte Rückfallprävention (Mindfulness Based Relapse Prevention, kurz MBRP). Diese orientiert sich an der buddhistischen Maxime, dass alles im Leben stetigem Wandel unterworfen ist. Es steht nicht in unserer Macht, den Wandel aufzuhalten. Der Konsum von Suchtmitteln kann ein Versuch sein, mit diesem zurechtzukommen oder ihm Einhalt zu gebieten. Die eingenommenen Substanzen verzerren oder mindern die Wahrnehmung von schmerz- und leidvollen Erfahrungen.

In der buddhistischen Lehre wird der sogenannte goldene Mittelweg beschrieben. Als Beispiel dazu dient Siddhartha Gautama, der nach einem luxuriösen Leben im Palast erstmalig mit Tod und Armut konfrontiert wird. Er reagiert darauf, indem er ein Leben in Askese wählt. Nachdem er erleuchtet wird, gibt er die enthaltsame Lebensweise auf und wandelt auf dem mittleren Weg zwischen den beiden Polen.

Ähnliche Extreme stellen die beiden Pole Rückfall und Abstinenz dar. Dabei wird Abstinenz als Erfolg (Kontrolle) und Rückfall als Versagen (Kontrollverlust) wahrgenommen. Die Praxis von Achtsamkeit soll helfen, dem Teufelskreis von Schuld, Scham und Versagensgefühlen, die mit einem Rückfall einhergehen, zu durchbrechen und stattdessen eine freundlich-akzeptierende Haltung sich selbst gegenüber, ein Selbstmitgefühl, zu entwickeln.

### Ziele der Achtsamkeitsbasierten Rückfallprävention

- Bewusstheit über die individuellen Auslösereize (Trigger) und die durch sie ausgelösten gewohnheitsmäßigen Reaktionen
- Erlernen von Wegen, innezuhalten und diesen scheinbar automatischen Prozess zu unterbrechen
- Verändern der Beziehung zu unangenehmen Erfahrungen und zu Unbehagen – lernen, die Herausforderungen in emotionalen und körperlichen Erfahrungen zu erkennen und sie auf angemessene und zieldienliche Weise anzugehen

- Kultivieren einer nicht beurteilenden, mitfühlenden Haltung gegenüber sich selbst und seinen Erfahrungen
- Gestalten eines Lebensstils, der sowohl Achtsamkeitspraxis als auch Erholung und Gesundheit fördert

Die Vermittlung Achtsamkeitsbasierter Rückfallprävention erfolgt in acht Sitzungen. In diesen wird die achtsame Wahrnehmung von Rückfallauslösern erhöht, indem tief verwurzelte Gewohnheitsmuster ergründet werden. Das Manual »Achtsamkeitsbasierte Rückfallprävention bei Substanzabhängigkeit« von Sarah BOWEN und Kollegen (2012) bietet praxisnahe Arbeitsmaterialien, um das Konzept in der Suchtarbeit zu nutzen.

**Autopilot und Rückfall** → In der ersten Sitzung werden die Erwartungen der Teilnehmenden geklärt und Regeln für die Gruppe aufgestellt. Es werden erste achtsamkeitsbasierte Übungen angewandt. Die Übung »Körperreise« (Bodyscan) wird gewöhnlich auf dem Rücken liegend in einer ruhigen und warmen Umgebung durchgeführt. Die Aufmerksamkeit wird durch den ganzen Körper gelenkt, vom linken Fuß bis zum Kopfbereich. Die bewusste Wahrnehmung des Körpers ist der erste Schritt, die automatisierten Konsummuster zu erkennen.

**Achtsame Wahrnehmung von Auslösern und Suchtmittelverlangen** → In der Übung »Wellenreiten« (Urge Surfing) werden die Betroffenen angeleitet, das Suchtverlangen als Welle auf einem Ozean zu verstehen. Die Welle fängt klein an und wird immer größer. Ziel ist es, auf dieser Welle zu surfen, die Welle unter sich wegziehen zu lassen, ohne sich von ihr überrollen zu lassen. Wie alle Wellen nehmen auch Wellen des Verlangens zu, werden stärker, erreichen ihren Höhepunkt und nehmen anschließend wieder ab. Das achtsame Wahrnehmen dieser Entwicklung, nicht dem Verlangen nachzugeben und standhaft auf dem Surfbrett zu bleiben, fordert Übung und Zeit. Aber jede erfolgreich gemeisterte Welle steigert die Selbstakzeptanz und das Gefühl von Selbstwirksamkeit.

**Achtsamkeit im Alltag** → Achtsamkeitsübungen können auch in den Alltag integriert werden. Teilnehmende können sich beispielsweise auf ihren Atem oder das Hören konzentrieren. Bei regelmäßiger Anwendung kann Stress im Alltag reduziert werden.

**Achtsamkeit in Rückfallrisikosituationen** → Sitz- und Gehmeditationen, wie die des »Stillen Sitzens«, ermöglichen den Teilnehmenden, tief mit sich selbst in Kontakt zu kommen und innere Stabilität zu erhalten. Sie können in geschlossenen Räumen oder im Freien durchgeführt werden und dauern bis zu 35 Minuten. Der Kontakt der Füße mit dem Untergrund und die Geräusche in der Umgebung werden wahrgenommen und die Sinne geschärft. Das ist wichtig, um in Rückfallrisikosituationen achtsam sein zu können.

**Akzeptanz und bewusstes Verhalten** → In dieser Sitzung wird z. B. in einer Sitzmeditation die Aufmerksamkeit speziell auf die inneren Gefühle, Gedanken und Empfindungen gelenkt.

**Ein Gedanke ist ein Gedanke** → In einer weiteren Sitzmeditation werden bewusst die Gedanken wahrgenommen. Die Teilnehmenden machen die Erfahrung, dass Gedanken vergänglich sind und kommen und gehen.

**Selbstfürsorge und ausgewogener Lebensstil** → Bei der Meditationsübung »Liebevolle Güte« (Loving Kindness) steht eine wohlwollend-liebende Haltung allen Lebewesen gegenüber im Mittelpunkt. Auf diese Weise kann emotionale Stabilität gewonnen werden.

**Soziale Unterstützung und weiteres Üben** → In der letzten Sitzung wird das Vorhaben für die Zukunft besprochen. Die Achtsamkeitsübungen können in Rückfallrisikosituationen angewandt und der Stresssituation entgegengewirkt werden. Als Abschlussmeditation bietet sich die Körperreise an.

## Genussgruppe

Gruppenangebote aus dem Bereich des Genießens sind eng mit Achtsamkeit verbunden. Die Genussgruppe ist eine Intervention aus der Euthymen Therapie (Euthym = was der Seele guttut) nach Rainer Lutz (2009), die sich mit der Auswirkung von Genuss auf die Gesundheit befasst.

Ziel ist es, die eigene Genussfähigkeit neu zu entdecken und wiederzuerlangen. Einerseits geschieht das mittels des Aufbaus angenehmer Verhaltensweisen, andererseits durch systematisches Trainieren der eigenen Wahrnehmung. Genussgruppen haben, wie alle Gruppen aus dem Bereich der Achtsamkeit, keinen Leistungsanspruch. Sie dienen dazu, Selbstfürsorge zu fördern. Die Betroffenen sollen lernen, sie in den Alltag einzubauen. Genussgruppen können als Modul mit einer begrenzten Anzahl von Sitzungen stattfinden oder fest in den Wochenplan integriert werden. Wichtig ist es, dass jeder Teilnehmende freiwillig mitmacht. Es gibt Genussübungen für alle Sinnesorgane, und jeder Mensch hat seine eigenen Präferenzen. Es gilt, zu akzeptieren, dass Genuss Geschmackssache ist (FRANK 2011).

**Bewährter Ablauf einer Genussgruppe**

- Blitzlicht: Wieso bin ich heute hier? Wie geht es mir?
- Rückblick: Wie ist es mir nach der letzten Sitzung ergangen? Wo und wie habe ich genossen?
- Genussregeln: Genuss braucht Zeit. Genuss muss erlaubt sein. Genuss geht nicht nebenbei. Genuss ist alltäglich.
- Vorstellen des Themas (z.B. Riechen), kurzer Austausch, Einsetzen von Material (z.B. verschiedene Früchte, Blumen, Cremes, etc.)
- Ausprobieren und Aussuchen
- Genießen des ausgewählten Mediums (z.B. des Lavendels)
- Austausch in der Runde und Abschluss

Dauer: ca. 40 Minuten

# Bewegungs- und Sportangebote

Die Angebote, die von professionellen Bewegungs- und Sporttherapeutinnen und -therapeuten gemacht werden, lassen sich gut durch pflegerische Angebote ergänzen. Sport und Bewegung, vor allem an der frischen Luft, haben einen nachweisbaren Effekt auf die Psyche und das Wohlbefinden des Menschen (PRETTY u.a. 2005). Hilarion G. PETZOLD und Kollegen (2007, S. 72) beschreiben Laufen als »potentes Antidepressivum«. Die antidepressive Wirkung ist in diversen Studien nachgewiesen (BARTON, PRETTY 2010).

Ebenso konnte belegt werden, dass Sport und Bewegung in der Gruppe einen signifikanten Effekt auf die Lebensqualität von Menschen mit Abhängigkeitserkrankung haben (MULLER, CLAUSEN 2015). Dabei scheint die Art des Sports eher zweitrangig zu sein. Es gibt gute Erfahrungen mit Laufen (PETZOLD u.a. 2007), Schwimmen (READ, BROWN 2003),

Kraftsport und Klettern (Kowald, Zajetz 2014). Kaum erforscht ist Mannschaftssport (z. B. Fußball, Basketball) – das heißt nicht, dass diese Angebote weniger nützlich sind.
Wichtig bei der Umsetzung von Bewegungs- und Sportangeboten ist es, sich Gedanken über die Teilnehmenden, die Umgebungsfaktoren und den Rest des Wochenplans zu machen. In der Praxis hat sich gezeigt, dass ein Sportangebot pro Tag in der Regel ausreicht. Betroffene sind oft in schlechterer geistiger, psychischer und körperlicher Verfassung (reduzierter Allgemeinzustand) als Menschen ohne Suchterkrankungen. Dies kann einerseits auf den Konsum zurückgeführt werden, andererseits scheint es mit der ungesunden Lebensführung verbunden zu sein, die häufig mit Konsum einhergeht. Dazu kommt die menschliche Eigenschaft, nicht alles gleich gern zu machen und manchmal auch einfach keine Lust zu haben. Bei der Durchführung von Sportangeboten sind dementsprechend Flexibilität und Kreativität gefragt, um die Motivation hochzuhalten.

# Milieutherapeutische Gruppenangebote

Der Einsatz von milieutherapeutischen Gruppenangeboten wird seit den Siebzigerjahren und dem Beginn der Sozialpsychiatrie gepflegt. Durch spezifische Interventionen wird eine Umgebung geschaffen, die konfliktauslösende Einflüsse reduziert. Ein gleichbleibendes strukturierendes Umfeld soll durch feste Abläufe in der Wochenstruktur helfen, die Gesundung zu fördern und Symptome zu lindern (Rakel, Lanzenberger 2001).
Ob die Strukturierung des Alltags Krisensituationen vorbeugen kann, ist bisher wenig erforscht. Viele Betroffene äußern aber, dass ihnen ein fester Tagesablauf Orientierung gebe. Um die Autonomie und Eigenständigkeit, die in der recoveryorientierten Pflege zentral sind, und einen festen Tages- und Wochenablauf unter einen Hut zu bringen, ist es wichtig, mit jeder betroffenen Person individuell über die Teilnahme an den Angeboten zu sprechen. Die Motivation, die Milieugruppen zu besuchen, hängt dabei eng mit den Inhalten und dem Nutzen für den Einzelnen und die Gruppe zusammen.

## Milieutherapeutische Gruppen zur Organisation des sozialen Lebens

Milieutherapeutische Gruppen können Betroffenen dabei helfen, ihr Stationsleben zu organisieren. Dazu gehören Stationsversammlungen, Aus- und Rückblicke oder eine Wochenabschlussrunde. Die Gruppengespräche können aber auch zu einer wertvollen Austauschsituation werden, wenn das multiprofessionelle Behandlungsteam möglichst vollzählig erscheint und so eine offene Kommunikation ermöglicht.
Im Alltag ist es schwierig, die Begeisterung für organisatorische Milieugruppen bei Betroffenen, aber auch bei Pflegefachpersonen aufrechtzuerhalten. Jedes Team muss deshalb für sich selbst entscheiden, welche Gespräche es in welchem Rahmen anbieten möchte. In jedem Fall müssen die Betroffenen die Gelegenheit haben, an die nötigen Informationen zu gelangen – sei es in einer Milieugruppe oder auf anderem Weg.
Eine wichtige Funktion, die organisatorische Milieugruppen erfüllen, ist die Möglichkeit, sich vor der gesamten Gruppe zu äußern. Es ist sowohl für das Behandlungsteam als auch für Betroffene bedeutsam, da so wichtige Informationen weitergegeben, aber auch Konflikte oder Missverständnisse öffentlich gemacht werden können. Das Behandlungsteam kann z. B. das Gefühl haben, dass Substanzen auf der Station konsumiert werden. Je nachdem beruft es dann eine außerordentliche Stationsversammlung ein oder nutzt ein bestehendes Angebot, um den Konflikt offenzulegen. Es kann aber auch sein, dass sich jemand von der Gruppe gemobbt fühlt oder ein Verhalten für die anderen schlecht tragbar ist. Dies kann ebenfalls in einer geschützten Gruppe angesprochen werden. Wenn keine organisatorischen Milieugruppen im Wochenplan verankert sind, in denen nach dem Zusammenleben gefragt wird, muss die Situation in einem anderen Rahmen aufgelöst werden.

## Milieutherapeutische Gruppen zu Freizeit und lebenspraktischen Fertigkeiten

Viele lebenspraktische Fertigkeiten, wie die Körperpflege oder Zubereitung einer Mahlzeit, geraten durch längere psychische oder physische Erkrankungen in den Hintergrund oder wurden unter Umständen nie erlernt. Die Veränderung des Konsumverhaltens bringt oft einen Wandel des bisherigen Tagesrhythmus mit sich – die Zeit, die vorher für Beschaffung und Konsum verwendet wurde, steht wieder frei zur Ver-

fügung. Milieutherapeutische Gruppenangebote bieten die Möglichkeit, Vergessenes wieder- und Unbekanntes neu zu entdecken.
Zusätzlich lernen die Teilnehmenden im Austausch voneinander. Eigene Fähigkeiten können erschlossen und Stärken anderer Teilnehmender gewürdigt werden. Die Pflegefachpersonen sind in milieutherapeutischen Gruppen Leitende und Teilnehmende zugleich. Sie informieren über die Rahmenbedingungen und lenken den Blick auf die nötigen Ressourcen. Gleichzeitig bringen sie sich und ihre persönlichen Fähigkeiten in die Gruppe ein.
Eine Art von milieutherapeutischen Angeboten sind Gruppen zur Freizeitgestaltung. Diese sind sehr einfach zu organisieren, z.B. in Form einer News- oder Zeitungslesegruppe oder (etwas komplexer) in Form eines Sonntagsausflugs. In der Newsgruppe treffen sich die Teilnehmenden einmal wöchentlich für eine Stunde. Zu Anfang sucht sich jeder eine Zeitung oder eine Zeitschrift aus und schmökert für zwanzig Minuten darin. Anschließend stellen die Teilnehmenden nacheinander eine oder zwei wichtige Meldungen aus ihrer Publikation vor, bevor über das Thema diskutiert wird, z.B. über die Wahl des neuen Bundespräsidenten oder die Einführung von solarbetriebenen Zügen. Die Gruppe schneidet die Artikel, die sie empfehlenswert findet, aus und heftet sie für alle sichtbar an ein Flipchart.
Ein gemeinsamer Ausflug kann fest in den Wochenplan verankert oder spontan geplant werden. Die Teilnehmenden überlegen gemeinsam, wohin die Tour gehen soll, besprechen die Möglichkeiten und Rahmenbedingungen. Durch das gemeinsame Planen werden Fertigkeiten in der Organisation, der Mitverantwortung und auch der Budgetplanung gefördert. Der gemeinsame Ausflug kann neue und vergessene Interessen wecken und das Gruppenerlebnis positive Gefühle fördern.
Auch gemeinsames Kochen, Putzen oder Essen kann milieutherapeutisch genutzt werden. Wichtig ist es, dass der Sinn der Tätigkeiten mit den Betroffenen besprochen und reflektiert wird. Pflegefachpersonen müssen den Sinn ebenfalls verstehen. Wenn das Putzen oder das Kochen »nur« als lästige Arbeit gesehen wird, ist es schwierig, die Motivation der Gruppe aufrechtzuerhalten.

# Spezielle Konzepte

Der Suchterkrankung kann auf verschiedenen Ebenen begegnet werden. Neben den beschriebenen Pflegeinterventionen bietet sich der Austausch mit Menschen an, die ähnliche Krisen durchlebt haben. Durch den gemeinsamen Erfahrungshintergrund kann sich eine neue Qualität der Unterstützung entwickeln, die lebensnah, lebensorientiert und nicht stigmatisierend ist.
Weiterhin empfiehlt es sich, zieloffene Therapieformen und Ansätze für die Angehörigenarbeit in den Pflegeprozess zu integrieren. Auf diese Weise entsteht ein breites Spektrum an Möglichkeiten, Betroffene zu einer Behandlung zu motivieren und sie für Risikosituationen zu rüsten.

## Zusammenarbeit mit Peers

Menschen, die ähnliche Erfahrungen durchlebt, durchlitten und bewältigt haben, können in der Suchthilfe als Botschaftsträger fungieren. Die Bezeichnung der noch relativ jungen Berufsgruppe ist uneinheitlich und reicht von Peers, Genesungsbegleitern, Betroffenenvertretern bis Experten aus Erfahrung. Auch die Voraussetzungen sind unterschiedlich. Viele Expertinnen und Experten aus Erfahrung verfügen über die EX-IN-Ausbildung, in der sie sich mit ihrer Erkrankung und ihrem Genesungsweg auseinandergesetzt haben. In zwölf Modulen und zwei Praktika haben sie verschiedene Strategien und Kompetenzen erlernt, um andere Betroffene auf ihrem Genesungsweg zu unterstützen.
Peers verfügen über einen breiten Erfahrungsschatz. Von diesem kann nicht nur die betroffene Person, sondern auch das Pflegeteam profitieren. Sie erleben sozusagen am lebendigen Beispiel, dass es möglich ist, von einer psychischen Ausnahmesituation zu genesen. Expertinnen und Experten aus Erfahrung können mit den Betroffenen über Erlebnisse statt über Symptome sprechen. Menschen mit einer Abhängigkeitserkrankung empfinden dies als sehr hilfreich. Es ist einfacher, über einen gemeinsamen Erfahrungshintergrund eine gemeinsame Sprache zu finden.
Der Einsatz von neuen Berufsgruppen bringt immer eine gewisse Unruhe mit sich. Einige Fachpersonen stehen der Einstellung von Peers skep-

tisch gegenüber und fürchten, dass die eigene Arbeit an Wert verliert. Ihnen ist unklar, ob die Erfahrungsexperten in das bestehende Behandlungsteam integriert werden sollen. Die Einsatzgebiete von Peers sind vielfältig. Sie können eine Recoverygruppe leiten oder als Fürsprecher der Nutzerorientierung in einer Institution mehr Gewicht verleihen. Eine ausführliche Darstellung findet sich in den Büchern »Experten aus Erfahrung« (UTSCHAKOWSKI u.a. 2016) und »Mit Peers arbeiten« (UTSCHAKOWSKI 2015).

In der eigenen Arbeit hat sich der Austausch mit Betroffenenvertretern als sehr fruchtbar erwiesen – einerseits als Quelle der Zuversicht für Betroffene, andererseits als Möglichkeit, Haltungen und Handlungen im Team zu reflektieren. Die Erweiterung des Behandlungsteams um einen Menschen mit gelebter Erfahrung bringt neue Perspektiven mit sich. Die eigenen Normen und Werte können so weiterentwickelt werden.

## Selbstbestimmter Substanzkonsum – das Programm »KISS«

Die meisten Angebote im Suchthilfebereich sind nach wie vor abstinenzorientiert. Seit einigen Jahren gewinnt jedoch der kontrollierte Konsum in den deutschsprachigen Ländern an Bedeutung. In anderen Ländern wie England, Kanada oder USA ist er seit Jahren etabliert. Der Bedarf an einer nicht abstinenzorientierten Therapieform spiegelt sich in der Praxis wider. Für viele Menschen kommt ein substanzfreies Leben nicht infrage. Sie können es sich nicht vorstellen oder haben es mehrfach probiert und sind gescheitert.

Es gibt verschiedene Konzepte für den kontrollierten Umgang mit Substanzen. Eines, das in den deutschsprachigen Ländern bekannt ist, ist das verhaltenstherapeutische KISS-Programm. »KISS« steht für »Kompetenz im selbstbestimmten Substanzkonsum« und wurde von Joachim KÖRKEL und der GK Quest Akademie (2007) entwickelt. Das Programm wird in zwölf wöchentlichen Sitzungen angeboten, in denen Fertigkeiten zur gezielten Substanzreduktion vermittelt werden:

1. Grundwissen Drogen
2. Pro & Kontra Veränderung
3. Bilanz ziehen
4. Konsumziele festlegen

5. Strategien zur Zielerreichung
6. Risikosituationen erkennen
7. Ausrutscher meistern
8. Freizeit genießen
9. Belastungen erkennen
10. Belastungen angehen
11. Neinsagen lernen
12. Erfolge sichern

Ein selbstbestimmter Konsum liegt vor, wenn ein Mensch die Einnahme von Substanzen an einem zuvor erstellten Konsumplan ausrichtet. In der Regel wird eine Woche vorausgeplant. Die Anzahl konsumfreier Tage, die maximale Konsummenge an Konsumtagen und der Gesamtkonsum werden festgehalten. Die Konsumsituationen können weiter ausgeführt werden: Mit wem will ich konsumieren, mit wem nicht? Wo will ich konsumieren, wo nicht? Auf diese Weise soll Betroffenen der Umgang mit Konsum bewusst gemacht werden. Ihre Änderungsmotivation wird gestärkt, und Selbstmanagementfertigkeiten werden aufgebaut.
Vor Beginn der Sitzungen findet eine ausführliche Diagnostik statt, bei der biologische, psychische und soziale Aspekte berücksichtigt werden. Um KISS anwenden zu können, benötigen Pflegefachpersonen (und Ärzte) eine Ausbildung. Diese bietet die GK Quest Akademie zurzeit in Heidelberg und Hamburg an.

**Merkmale des KISS-Programms** (www.kiss-heidelberg.de)

- Zieloffenheit: Reduktion oder Abstinenz sind als Ziel möglich
- KISS ist als Einzel- oder Gruppenprogramm durchführbar
- Es wird ein Menschenbild der Humanistischen Psychologie vertreten (Gestaltung aus inneren Kräften, Nichtbeliebigkeit der Arbeitsgeschwindigkeit, etc.)
- Das Programm ist verhaltenstherapeutisch strukturiert

Es gibt diverse andere Angebote, die sich mit Reduktion und/oder Kontrolle des Konsums befassen. KISS wurde ausgewählt, weil es sich um ein modulares, standardisiertes Programm handelt, das von Pflegefachpersonen in Fortbildungen erlernt werden kann. Betroffenen stehen unter anderem webbasierte Programme zur Verfügung. Eins davon ist die App »mydrinkcontrol«. Sie ist kostenlos und hilft den Betroffenen, den Überblick über den eigenen Konsum zu behalten und die Menge einzuschätzen.

## »... Und wenn der Betroffene nicht will?« – CRAFT

Grundsätzlich kann jede Person frei für sich entscheiden, wie sie ihr Leben gestalten will. Die Gründe, warum sie ein Leben mit Substanzen wählt, sind vielfältig. Ein wesentliches Element des Programms »CRAFT« (Community Reinforcement and Family Training, Meyers, Smith 2013) ist die Annahme, dass die entscheidenden Faktoren für den Verlauf und die Überwindung einer Suchterkrankung in der Lebenswelt der betroffenen Person zu finden sind (Bischof 2013). Der Ansatz basiert auf dem bereits in den Siebzigerjahren entwickelten CRA-Programm (Community Reinforcement Approach, Meyers, Smith 2011), das sich auf Grundlagen der Lerntheorie stützt und mit positiven Verstärkern aus dem sozialen Umfeld arbeitet.

CRAFT ist als Einzelprogramm für Angehörige konzipiert, die einen nahestehenden Menschen mit einer Suchterkrankung zu einer Verhaltensänderung motivieren möchten. Ob und in welchem Maß die betroffene Person über die Teilnahme an dem Programm informiert wird, hängt vor allem von der zu erwartenden Reaktion ab. Diese Entscheidung bleibt den Angehörigen selbst überlassen.

Durch systematisches Coaching soll ihr eigenes Verhalten so verändert werden, dass die Behandlungsbereitschaft der betroffenen Person erhöht wird. Angehörige sollen Fertigkeiten erlernen, mit denen sie die betroffene Person unterstützen können. Es wird ein Klima geschaffen, in dem das nicht konsumierende Verhalten positiv verstärkt wird. Dies kann materiell oder durch soziale Zuwendung geschehen. Gleichzeitig soll die Lebensqualität der Angehörigen gesteigert werden.

### Die drei Ziele von CRAFT

- Reduktion des Substanzkonsums der betroffenen Person
- Behandlungsaufnahme durch die betroffene Person

- Verbesserung der Lebensqualität für die Angehörigen, unabhängig vom Behandlungserfolg der betroffenen Person

CRAFT besteht aus acht Modulen, die je nach Person und Situation in unterschiedlicher Intensität bearbeitet oder auch ganz weggelassen werden können. Die Kommunikationsform im Programm ist nicht wertend und orientiert sich an der Motivierenden Gesprächsführung (siehe S. 88):

**Motivierende Strategien** → Angehörige, für die CRAFT infrage kommt, sollten motiviert werden, das Programm kontinuierlich zu besuchen. Das kann mittels Studienergebnissen geschehen, die die Wirksamkeit von CRAFT unterstreichen. Vor Beginn des Programms ist es wichtig, den Angehörigen zu vermitteln, dass die betroffene Person selbst dafür verantwortlich ist, ob sie eine Behandlung aufnimmt und sich für oder gegen einen Konsum entscheidet.

**Funktionale Verhaltensanalyse** → In der Funktionalen Verhaltensanalyse sollen Ansatzpunkte für eine Veränderungsmotivation herausgefunden werden. Dazu wird eine typische, verallgemeinerbare Konsumsituation ausgewählt und detailliert angeschaut. So kann z. B. deutlich werden, dass die betroffene Person immer vor dem Zubettgehen trinkt (Auslöser), das Trinken dem Einschlafen dient (Verstärker) und die unangenehmste Konsequenz die Übelkeit am Morgen und der Streit mit dem Ehemann sind (Änderungsgründe). Die Funktionale Verhaltensanalyse kann mittels eines Arbeitsblatts (⤓) erleichtert werden.

**Vorsichtsmaßnahmen bei Gewalt** → Gewalt ist ein verbreitetes Thema in Familien mit einem abhängigkeitserkrankten Familienmitglied. Die Erhebung von Gewalt sollte früh im Behandlungsprozess erfolgen, damit bei Bedarf die Sicherheit aller Beteiligten gewährleistet werden kann. Neben auslösenden Faktoren (die in der Funktionalen Verhaltensanalyse besprochen werden) werden konkrete Handlungsstrategien angestrebt.

**Kommunikationstraining** → Eine verbesserte Kommunikation kann dazu führen, Spannungen abzubauen und sich wieder bewusst mit der betroffenen Person auseinanderzusetzen. Die Inhalte des Kommunikationstrainings orientieren sich an dem Training sozialer Kompetenzen und Konzepten wie das der Gewaltfreien Kommunikation (siehe S. 90).

**Regeln für eine positive Kommunikation** (Meyers, Smith 2013, S. 183)

- Formulieren Sie das Problem klar und präzise.
- Formulieren Sie positiv, vermeiden Sie anschuldigende Aussagen.
- Formulieren Sie ein dazugehöriges Gefühl.
- Zeigen Sie Verständnis. Versuchen Sie, das Problem aus Sicht des Gegenübers zu sehen.
- Akzeptieren Sie, dass Sie einen Teil der Verantwortung für das entstandene Problem tragen, statt Ihr Gegenüber allein verantwortlich zu machen.
- Machen Sie ein Hilfsangebot.

**Positive Verstärkung** → Angehörige werden angehalten, eine Liste mit möglichen positiven Verstärkern zu erstellen, die sie bei nicht konsumierendem Verhalten einsetzen können, z. B. Lob, gemeinsame Aktivität oder Zuwendung. Nachdem geeignete Verstärker gefunden wurden, werden positive Verhaltensweisen festgehalten, die es zu verstärken gilt. Die Verhaltensweisen sollen der betroffenen Person möglichst Freude machen, mit Konsum nicht vereinbar sein, oft auftreten oder in Zukunft öfter auftreten können. Ein Beispiel wäre, auf das Enkelkind aufzupassen. Der Zusammenhang zwischen nicht konsumierendem Verhalten und positivem Verstärken soll der betroffenen Person offengelegt werden.
**Nutzung negativer Konsequenzen** → Negative Konsequenzen beziehen sich sowohl auf die Interaktion der Familienmitglieder mit der betroffenen Person als auch auf das Zulassen natürlicher Konsequenzen des Substanzkonsums. Beispielsweise können die Familienmitglieder einführen, dass sie sich bei Konsum eine Auszeit von der betroffenen Person nehmen und nicht den Abend mit ihr verbringen. Stattdessen tun sie etwas für sich und machen etwas Angenehmes, wie in ihr Lieblingsrestaurant zu gehen. Es ist wichtig, der betroffenen Person diese negative Konsequenz nicht wertend und als Vorwurf mitzuteilen, sondern ihr zu sagen, dass es eine Folge eines nicht akzeptierten Verhaltens ist.
Die natürlichen Konsequenzen zuzulassen bedeutet, die Folgen von konsumierendem Verhalten nicht weiter abzumildern. Dazu gehört z. B., die betroffene Person nicht mehr bei ihrer Arbeitsstelle zu entschuldigen, wenn sie wegen Konsums nicht erscheinen kann.

**Strategien zur Verbesserung der Lebensqualität** → Dieses Modul soll die Lebensqualität der Angehörigen verbessern. Entwicklungsfelder und persönliche Ziele werden identifiziert, und es wird besprochen, wie diese erreicht werden können. Ebenso werden eigenständige und angenehme Aktivitäten gefördert, die ohne die betroffene Person ausgeübt werden.

**Die betroffene Person zur Inanspruchnahme von Hilfe motivieren** → Angehörige werden darin geschult, günstige motivationale Ansatzpunkte gezielt mittels positiver Kommunikation anzusprechen. Wenn sie über ein breites Wissen zu möglichen Institutionen und professionellen Helfernetzen verfügen, ist es einfacher, die betroffene Person für eine Behandlung zu motivieren. Um die Angehörigen zu unterstützen, ist es wichtig, dass die betroffene Person bei Behandlungsmotivation möglichst schnell aufgenommen wird.

Empirische Studien konnten den Erfolg von CRAFT in den USA und in Deutschland belegen, vor allem was den Rückgang an Konflikten innerhalb der Familie, Depressivität und die Beziehungsqualität betrifft (Bischof 2013). CRAFT wird bisher im deutschsprachigen Raum noch selten angeboten. Fortbildungen bietet Dr. Gallus Bischof in Heidelberg an.

# Akzeptanz und Veränderung – DBT

Ein weiteres Konzept, das sich im Suchtbereich etabliert hat, ist das DBT-S, eine Adaption der Dialektisch-Behavioralen Therapie für Menschen mit einer Suchterkrankung (Kienast u.a. 2014). Die Dialektisch-Behaviorale Therapie entstand in den Achtzigerjahren und basiert auf der kognitiven Verhaltenstherapie. Zusätzlich enthält sie Elemente des Validierens (Wertschätzung, Verständnis, Toleranz und Offenheit) und des Zen-Buddhismus (Achtsamkeit und Akzeptanz). Dabei legt sie den Fokus auf die Dialektik zwischen Verändern und Akzeptanz. Einerseits muss Geschehenes akzeptiert werden, andererseits eine Bereitschaft für verändertes Verhalten vorhanden sein (Linehan 1996). Es gibt kein richtig oder falsch, sondern jedes Handeln und Fühlen ist verstehbar.

Die Dialektisch-Behaviorale Therapie wurde ursprünglich für Menschen mit einer Borderline-Persönlichkeitsstörung entworfen. Da Menschen mit einer Abhängigkeitserkrankung ebenso häufig Schwierigkeiten haben, mit ihren Gefühlen umzugehen, und es eine hohe psychiatrische Komorbidität gibt, wurde sie zur abstinenzorientierten Therapieform DBT-S weiterentwickelt. Ihre Wirksamkeit konnte bisher nicht abschließend belegt werden, es gibt aber Hinweise für eine Erhöhung des funktionalen Gesundheitszustands bei den Betroffenen (KIENAST u.a. 2014).

**Bestandteile von DBT-S** (nach KIENAST u.a. 2014)

- Wöchentliche Einzel-Psychotherapie
- Telefonkontakte
- Wöchentliche Skillsgruppe
- Besuch von Selbsthilfegruppen
- Ergänzende Behandlungen (z.B. unterstützende Medikation)
- Unterstützung der Therapierenden

Um das Programm anbieten zu können, muss das Behandlungsteam eine entsprechende Aus- oder Fortbildung besucht haben. Ein Baustein ist das Fertigkeiten- oder Skillstraining (siehe S. 120), das in der Praxis einen hohen Stellenwert hat. Die Lebensqualität der betroffenen Person soll verbessert und sie soll befähigt werden, ihren Alltag zu meistern. Mögliche Teilziele sind Fertigkeiten zur Bewältigung von Craving, zur Ausdehnung von Abstinenzdauer oder zur Überwindung suizidaler Gedanken.

**Grundlegende Prinzipien des DBT-S**

**Zeitgleiche Behandlung bei Komorbidität** In dem DBT-S werden beide Erkrankungen zeitgleich behandelt, da der Substanzkonsum von Betroffenen, ähnlich wie bei Selbstverletzungen, der Emotionsregulation dient.
**Beziehung** Die Anwendung von Strategien, die die therapeutische Bindung erhöhen (Attachement-Strategien), begünstigt eine regelmäßige Teilnahme auch von Betroffenen, die Schwierigkeiten mit zuverlässigen Terminabsprachen haben.
**Dialektische Abstinenz** Die individuelle Realisierbarkeit (eventuell in mehreren Schritten) der Abstinenz steht im Fokus.
**Fertigkeitentraining** Es wird eine Auswahl spezifischer Fertigkeiten (Skills) zur Bewältigung von Suchtverhalten erlernt.

# Rückfall – und nun?

Wenn eine abstinente Phase unterbrochen und die psychotrope Substanz erneut eingenommen wird, stößt man im Alltag und in der Literatur meist auf die Bezeichnung »Rückfall«. Im Kontakt mit Menschen mit einer Abhängigkeitserkrankung ist es jedoch wichtig, diese Wortwahl zu überdenken. Macht es Sinn, von Rückfall zu sprechen? In den Achtzigerjahren wurde zwischen Vorfall (lapse) und Rückfall (relapse) unterschieden, wobei ein Vorfall einen »einmaligen Ausrutscher« und ein Rückfall ein »dauerhaftes Zurückkehren zum alten Konsummuster« meinten (Marlatt 1985, zitiert nach BROWNELL u.a. 1986, S. 765).

Eine nicht wertende Sprache gehört zwingend zu einer recoveryorientierten Arbeitsweise. Aus diesem Grund und weil die bestehende Stigmatisierung nicht weiter unterstützt werden soll, wird in diesem Buch von »Konsumereignis« gesprochen. Die Art und Weise des Konsumereignisses muss somit in jedem Fall individuell betrachtet werden.

Konsumereignisse kommen während des Genesungsprozesses bei den meisten Betroffenen vor. Zwischen 50 und 70 Prozent erleben eines während der ersten zwei Jahre nach einer Entzugsbehandlung (WITTCHEN, HOYER 2011). Dabei nimmt die Wahrscheinlichkeit mit zunehmender Dauer der Abstinenz ab (KLOS, GÖRGEN 2009). Als drei Hauptfaktoren, die ein Konsumereignis begünstigen, gelten:

- das Fehlen von positiven Verstärkern für ein Leben ohne Substanzen,
- eine niedrige Selbstwirksamkeitserwartung,
- eine geringe Bereitwilligkeit, auf Verstärker zu warten (WITTCHEN, HOYER 2011).

Das kognitiv-behaviorale Modell von G. Alan MARLATT und Dennis M. DONOVAN (2005) beschreibt, welche Faktoren die Entscheidung für oder gegen den Konsum beeinflussen.

**Faktoren, die ein Konsumereignis beeinflussen** (nach MARLATT, DONOVAN 2005)

- Konfrontation mit einer Risikosituation
- Bewältigungsstrategien für den Umgang mit der Risikosituation
- Einschätzung der eigenen Fähigkeiten zur Bewältigung der Risikosituation
- Erwartungen bezüglich der unmittelbaren Wirkung der Substanz
- Abstinenzverletzungseffekt (»Ich werde es jetzt sowieso nicht mehr schaffen«)

Wenn Betroffene mit einer Risikosituation konfrontiert werden, können sie sie entweder bewältigen oder nicht. Kann eine Situation erfolgreich aufgelöst werden, steigt die Selbstwirksamkeitserwartung, und die Wahrscheinlichkeit für einen Konsum nimmt ab. Ist hingegen einer Risikosituation nicht standzuhalten, sinkt der Glaube, durch sein Handeln etwas bewirken zu können. Die betroffene Person ist überzeugt, die Situation ohne den Konsum nicht in den Griff zu bekommen, und erinnert sich an die positive Wirkung der Substanz: »Dann werde ich mich besser fühlen«, »Dann kann ich ausschlafen«, »Dann habe ich keine Angst«. Die Substanz wird erneut eingenommen.

Der Konsum kann zum sogenannten Abstinenzverletzungseffekt führen, einem problematischen Verarbeiten des Vorfalls, der von Hoffnungslosigkeit geprägt ist. Die Diskrepanz zwischen dem Wunsch »Ich will abstinent sein« und dem Verhalten (Substanzkonsum) kann bewirken, dass sich die betroffene Person selbst als Problem wahrnimmt: »Ich bin ein hoffnungsloser Fall«, »Ich bin eben Trinker«. Das Selbstwertgefühl schwindet. Gleichzeitig steigt die Wahrscheinlichkeit, die Kontrolle zu verlieren und in alte Konsummuster zurückzufallen (LARIMER u.a. 1999).

Kommt es während der Behandlung zu einem Konsumereignis, ist es wichtig, die Situation zu reflektieren. Eine gute Möglichkeit stellen halbstrukturierte Interviews dar.

### Fragen zum Konsumereignis

- Was genau ist passiert? Wie kam es zum Konsumereignis?
- Was ist unmittelbar vor dem Konsumereignis passiert?
- Wie haben Sie sich vor dem Konsumereignis gefühlt?
- Welchen Effekt haben Sie vom Konsum erwartet oder erhofft? Ist dies eingetreten?
- Was haben Sie konsumiert? Mit wem? Wo?
- Wie ging es Ihnen nach dem Konsum?

In einem ersten Schritt werden die Situation und das Erleben durchgesprochen. Anschließend ist zukunftsorientiert zu beleuchten, an welchem Punkt der Konsum hätte aufgehalten werden können. Gemeinsam wird festgestellt, ob bereits Strategien und Fertigkeiten bekannt und vorhanden sind, um mit Risiken umzugehen. Es kann hilfreich sein, das Konsumereignis als Aktivitätskette aufzuzeichnen (siehe auch Rückfallkette bei LINDENMEYER 1990).

Abbildung 19 **Konsumaktivitätskette**

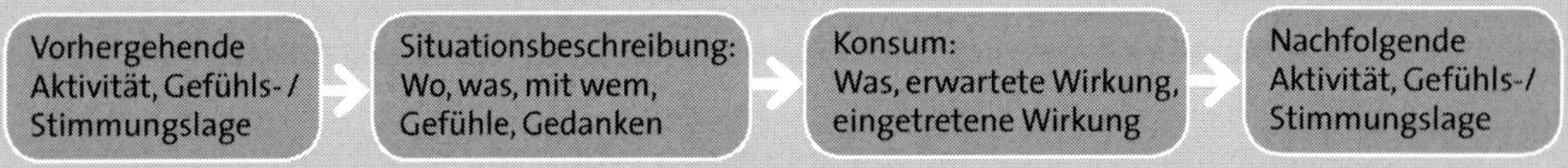

Vorhergehende Aktivität, Gefühls-/ Stimmungslage → Situationsbeschreibung: Wo, was, mit wem, Gefühle, Gedanken → Konsum: Was, erwartete Wirkung, eingetretene Wirkung → Nachfolgende Aktivität, Gefühls-/ Stimmungslage

**Beispiel** Jan, 36 Jahre alt, berichtet, dass er vor dem Konsumereignis zu Hause gewesen sei. Er habe sich gelangweilt und nicht gewusst, wie er seinen Abend verbringen könnte. Da kam ihm die SMS eines früheren Freundes, der ihn auf eine Runde Billard in seiner ehemaligen Stammkneipe einlud, gerade recht. Er überlegte kurz, ob ein Besuch eventuell die Gefahr eines Rückfalls bergen könnte, entschied sich dann aber mitzugehen, um den Abend nicht allein verbringen zu müssen. In der Kneipe wusste niemand, dass Jan eine Abstinenz anstrebte. Er spielte zwei Runden, trank dabei Cola und ließ die Spötteleien über sich ergehen. Nachdem er zum dritten Mal verloren hatte, brachte ihm der Barkeeper einen großen Wodka als »Zielwasser«. Jan wehrte zuerst ab, ließ sich dann aber überreden. Auf den ersten folgten ein zweiter, ein dritter, und schließlich verlor Jan den Überblick. Gegen Morgen nahm er ein Taxi und schlief noch im Hausflur ein. Nach dem Erwachen fühlte Jan vor allem Scham und Wut, aber auch Enttäuschung.

Damit ein Konsumereignis besprochen und als Lernsituation genutzt werden kann, muss es offengelegt werden. In Arbeitsbeziehungen, die durch Vertrauen und Ehrlichkeit geprägt sind, fällt dies leichter, als wenn mit Vorwürfen gerechnet wird. Die ausführliche Besprechung von Konsumereignissen kann helfen, Skills für kommende Risikosituationen zu entwickeln. Ein Arbeitsblatt zur Situationsanalyse finden Sie unter www.psychiatrie-verlag.de/buecher/detail/book-detail/recoveryorientierte-pflege-bei-suchterkrankungen.html.

# Sinnvolle und weniger sinnvolle Abmachungen

Suchtarbeit ist traditionell geprägt von Regeln, Verträgen und Konsequenzen. Trotz intensiver Suche ließen sich in der Literatur allerdings nur wenige Hinweise für die Wirksamkeit dieser Konzepte finden. Das soll nicht bedeuten, dass alle Regeln schlecht sind. Ein Zusammenleben und Zusammenarbeiten benötigt gewisse Zugeständnisse und Abmachungen. Gefordert ist aber auch ein kritischer Blick auf Sinn und Unsinn von Regeln.

## Vorgespräch und Motivationsgespräch

Motivation, Motivationsentwicklung und -stärkung sind Themen, die Betroffene durch die gesamte Behandlungszeit begleiten. Im Transtheoretischen Modell wie auch in den Phasen von Recovery hat Ambivalenz zu Beginn der Behandlung ihren Platz. Im Vorgespräch abzuklären, ob die betroffene Person ausreichend für eine Therapie motiviert ist, kann aus diesem Grund hinderlich sein. Motivationsgespräche erhöhen die Schwelle zum Therapiezugang und können abschrecken (McCarty u.a. 2009, Maddux u.a. 1995). Unterstützend wird hingegen eine engmaschige Begleitung während der Ambivalenzphase erlebt. Gemeinsam können die Argumente für und gegen eine Verhaltensänderung abgewogen und die Motivation ausgelotet werden.
Abstinenz und Abstinenzbereitschaft als Bedingung für eine Behandlung ist für viele Betroffene ein zu hohes Ziel. Eine zieloffene Suchtarbeit ermöglicht es, dass Betroffene ihren Konsum verändern können, ohne durch die abschreckend wirkende Totalabstinenz abgehalten zu werden. Grundsätzlich sollte der Therapiebeginn so schnell und niedrigschwellig wie möglich passieren (Maddux u.a. 1995, Tenhula u.a. 2009).

## Suchtvertrag

In vielen Einrichtungen wird mit den Betroffenen ein sogenannter Suchtvertrag aufgesetzt. Dieser enthält oft Punkte, die von der betroffenen Person gefordert werden, wie Abstinenz, Gewaltfreiheit, Offenheit, Ehrlichkeit oder Bereitschaft zu Drogentests. Ebenso finden sich in ihm Gründe, die zu einem Therapieabbruch führen. Zu diesen können der Konsum im Allgemeinen oder auf der Station und der Handel mit Substanzen gehören. Da Recovery auch mit der Übernahme von persönlicher Verantwortung zu tun hat, ist grundsätzlich eine gemeinsame Arbeitsgrundlage in Form einer Behandlungsvereinbarung (Abb. 20, S. 144 ⤓) hilfreich und sinnvoll. Damit es sich aber um ein wirksames und sinnvolles Instrument handelt, darf es kein vorgefertigtes Papier sein, das festlegt, wie oft man während einer Behandlung konsumieren kann, bevor mit Konsequenzen zu rechnen ist. Regeln, die für alle Patientinnen und Patienten auf der Station gelten, z. B. keine Gewalt oder keine Weitergabe von Substanzen, sind normalerweise bereits in den Stationsregeln ausführlich dargestellt. Individuelle Absprachen fordern eine offene und neugierige Auseinandersetzung mit dem Gegenüber.

## Therapieabbruch

Vorzeitiger Behandlungsabbruch ist ein wiederkehrendes Thema in der stationären Arbeit mit Menschen mit einer Abhängigkeitserkrankung. Behandlungsabbrüche frustrieren – sowohl die Betroffenen als auch das Behandlungsteam – und können sich negativ auf künftige Therapien auswirken. Die Abbruchraten liegen für Menschen mit einer Alkoholabhängigkeit bei 30 bis 40 Prozent und für Menschen mit einer Drogenabhängigkeit bei 50 bis 60 Prozent (Braune u. a. 2008). Es ist wichtig, Abbruchsituationen sowohl im Pflegeteam als auch mit der betroffenen Person nachträglich zu reflektieren.

In vielen Institutionen werden Betroffene von der Therapie ausgeschlossen, wenn der Konsum fortgeführt oder wiederaufgenommen wird (Gouzoulis-Mayfrank 2008). Dieses Vorgehen verhindert, dass Betroffene das Konsumereignis als Lernchance nutzen können. Stattdessen festigt es das Muster »Fehler führt zu Strafe«, das ein Großteil der Betroffenen schon lange begleitet. Begründet wird der Therapieausschluss oft damit, dass Handlungen Konsequenzen haben sollten.

**Abbildung 20 Auszug aus einer Behandlungsvereinbarung einer Entzugsstation**

Sollte ich aufgrund von Suchtverlangen einen vorzeitigen Therapieabbruch und den Austritt aus der Klinik wünschen ...

- überlege ich mir die Entscheidung für ........................ Stunden und bleibe so lange noch in der Klinik
- warte ich ein Gespräch mit meiner Bezugsperson ab
- Sonstiges: ........................................................................................

........................................................................................................

........................................................................................................

Sollte es während der Behandlung zu einem Konsumereignis kommen, wird die Situation mit der Bezugsperson und / oder der fallführenden Person besprochen und hat für mich folgende persönliche Konsequenzen (Ausgansregelung, Urlaub, etc.):

........................................................................................................

........................................................................................................

O. Sandmann (1983, S. 164) vertritt die These, dass die Nichtentlassung zu einer »abstumpfenden Gewöhnung an das wiederholte eigene Versagen und Scheitern« führe. Nachdem dieses Zitat nun über dreißig Jahre alt ist und sich die Zusammenarbeit mit Betroffenen auf verschiedenen Ebenen verändert hat, soll es hier eher als historisch interessant denn als aktuell relevant gewertet werden. Die längerfristigen Erfolgsraten von Menschen, die während der Behandlung ein Konsumereignis hatten, unterscheiden sich nur unwesentlich von denen, die keines erlebt haben (Braune u.a. 2008).

Die Gründe für Therapieabbrüche sind vielfältig. Neben soziodemografischen Daten, z.B. Alter, Einkommen, Geschlecht, scheinen Bildungsstatus, Delinquenz und Arbeitslosigkeit eine Rolle zu spielen. Einen großen Einfluss hat außerdem, ob sich an die Entgiftung eine Entwöhnungsbehandlung anschließt oder nicht (BRAUNE u. a. 2008). Diese kann ambulant oder stationär erfolgen und berücksichtigt neben medizinisch-therapeutischen Elementen auch soziale Gesichtspunkte der Abhängigkeitserkrankung. Die Planung längerfristiger Ziele macht dementsprechend Sinn (siehe Kapitel »Ziele festlegen«, S. 72).

**Bestandteile einer Entwöhnungsbehandlung**

- Einzel- und Gruppentherapie
- Arbeitstherapie zur Vorbereitung auf die Berufstätigkeit
- Familien-, Paar- oder Angehörigengespräche
- Informationsveranstaltungen zu Suchtmittelwirkungen, rechtliche Fragen, etc.
- Bewegungs- und Entspannungsverfahren

# Eigenverantwortung versus Kontrolle

Bei aller Offenheit, mit der den Themen Recovery und Förderung der Selbstverantwortung begegnet wird, hört die Diskussionsbereitschaft meistens bei zwei Themen auf: der Stationstür und den Gepäckkontrollen. Trotz intensiver Suche konnte keine Literatur zu Empfehlungen und Standards für die Pflege gefunden werden.
Ein wichtiger Aspekt von Recovery ist die Übernahme von Verantwortung (LEAMY u. a. 2011). Dazu gehört es, sich der eigenen Handlungen und Konsequenzen bewusst zu werden: Wenn ich während der Therapie konsumiere, schadet es mir oder den anderen? Wird die Interaktion zwischen Pflegefachpersonen und Betroffenen aus dem Standpunkt der Transaktionsanalyse (BERNE 2002) gesehen, versetzen Kontrollmechanismen Betroffene in eine kindähnliche Rolle, während die Pflegefachperson eine Elternrolle übernimmt. Ziel wäre aber ein Miteinander auf einer erwachsenen Ebene. Das Unterbrechen des ewigen Räuber- und Gendarmspiels ist für beide Seiten oft schwierig. Um die lang erprobten Konzepte zu verändern, braucht es Mut. Es kann helfen, wenn man

ehrlich hinschaut und sich fragt, wie weit wir bisher mit der Kontrolle gekommen sind.

In der Praxis hat es sich als sinnvoll erwiesen, die Türen zu öffnen und weniger Kontrolle auszuüben. Eine Betroffene äußerte nach der Öffnung der Station sehr treffend: »... weißt du, früher haben wir euch verarscht, wenn wir Stoff mit reinbrachten. Heute verarschen wir uns nur noch selbst.«

# Angehörige als Ressource einbeziehen

Die Einbeziehung von Angehörigen – dazu zählen Familie, Freunde, soziales Umfeld – ist ein wichtiger Bestandteil eines erfolgreichen Genesungsverlaufs. Rund 70 Prozent der Menschen mit Suchtproblemen nehmen keine professionelle Hilfe in Anspruch (Dawson 1996, Rumpf u.a. 2000). Wenn sich Betroffene für eine Behandlung entscheiden, sind Angehörige eine wichtige Ressource. Sie bieten der betroffenen Person auch in schwierigen Situationen Rückhalt, wirken stabilisierend und können sie motivieren, durchzuhalten.
Das Helfersystem ist in der Regel um die betroffene Person aufgebaut. Da Pflegefachpersonen viel Zeit mit ihr verbringen, lernen sie meist auch die Angehörigen kennen, sei es in Kurzkontakten auf der Station oder im häuslichen Umfeld. Oft sind sie die ersten Ansprechpersonen für Angehörige. Um Transparenz zu wahren und nicht zwischen die Fronten zu geraten, ist es wichtig, deutlich zu machen, dass sie die Wegbegleiter der betroffenen Person sind. Versteckte Kontakte zu Angehörigen sind zu vermeiden. Damit aber auch Familienmitglieder, Freunde und Partner die nötige Unterstützung erhalten, sollten Pflegefachpersonen Unterstützungsnetze und Anlaufstellen kennen (z.B. www.safezone.ch, suchthilfekompass.goeg.at, www.dhs.de).

## Belastungen von Angehörigen

Ein langwieriger Krankheitsverlauf, Konsumereignisse und Rückschläge sind nicht nur für Menschen mit einer Suchterkrankung sehr belastend. Die meisten Angehörigen von Menschen mit einer Abhängigkeitserkrankung haben bereits eine leidvolle Geschichte hinter sich, die von Unehrlichkeit, Angst, Misserfolg und Unverständnis geprägt ist. Ein Großteil von ihnen leidet mit der betroffenen Person, gleichzeitig schwindet aber auch mit der Zeit das Vertrauen, und sie verspüren immer weniger Zuneigung zu ihr. Daraus resultieren nicht selten starke Schuldgefühle.

Es ist wichtig, diese Anstrengung zu würdigen und die Belastung ernst zu nehmen. Die Erfahrungen von Angehörigen sind individuell und die Lebenssituationen oft nicht vergleichbar. Einige Herausforderungen sind jedoch im Zusammenhang mit Suchterkrankungen häufig zu beobachten:

- Frauen sind öfter in der Angehörigenrolle als Männer, weil einerseits mehr Männer als Frauen unter einer Abhängigkeitserkrankung leiden und andererseits Frauen ihre erkrankten Partner seltener verlassen.
- In suchtbelasteten Partnerschaften kommt es häufiger zu Konflikten, Trennungen und Scheidungen als in anderen, nicht belasteten Partnerschaften. Aufgrund der sozialen Folgen der Abhängigkeit (Arbeitslosigkeit, Isolation, Verarmung) sind sie stark gefordert.
- In abhängigkeitsbelasteten Partnerschaften wird der Konsum oft eingesetzt, um Nähe und Distanz zu regulieren. Konsum führt dabei zu Disharmonie und Disharmonie zu Konsumexzessen. Weniger Konsum führt zu Versöhnung, diese zu sehr viel Nähe und wieder zu Konsum. Es entsteht ein Teufelskreis.
- Viele Partnerinnen von Männern mit Substanzabhängigkeit sind von psychischer, sexueller und physischer Gewalt betroffen (Fengler 2002).

Die diversen Belastungen, denen Familien mit einem abhängigkeitserkrankten Familienmitglied, ausgesetzt sind, beziehen sich auf unterschiedliche Ebenen.

### Belastungen von Angehörigen auf verschiedenen Ebenen

**Emotionale Belastung** Familienangehörige fühlen Wut, Frustration, Angst, Sorge, Scham oder Schuld.
**Ökonomische Belastung** Geld wird für Substanzen ausgegeben, durch die Abhängigkeit kommt es zu Jobverlust und Sozialhilfeabhängigkeit.
**Belastete Beziehungen** Die Beziehungen innerhalb der Familie sind aufgrund substanzassoziierter Konflikte gestört.
**Innerfamiliäre Instabilität** Durch den Substanzkonsum und die Folgen, wie Gewalt, Konflikte, Unzuverlässigkeit, kommt es zu Trennungen, Scheidungen, Kindsauszug oder Inobhutnahmen.

**Auswirkungen auf die psychische und physische Entwicklung der Kinder (inklusive fetale Schädigung)** Die Abhängigkeitserkrankung eines Elternteils äußert sich bei Kindern häufig in Hyperaktivität und Verhaltensauffälligkeiten, Schulschwänzen, Drogen- und Alkoholkonsum, Kriminalität, Interaktionsproblemen, körperlichen Problemen, Angst und Depression, Misshandlung, Missbrauch und Vernachlässigung (Klein 2005).
**Auswirkungen auf die Eltern** Eltern mit Abhängigkeitserkrankung können für ihre Kinder emotional weniger zugänglich sein. Sie fühlen sich oft schuldig, sind frustriert und wütend.

# Spezifische Belastungen von Kindern und Jugendlichen

Kinder und Jugendliche aus Suchtfamilien sind eine sehr belastete Angehörigengruppe. Etwa zweieinhalb Millionen Kinder und Jugendliche sind von einer Abhängigkeitserkrankung mitbetroffen (ENCARE 2007). Substanzabhängigkeit ist oft ein Familiengeheimnis – etwas, was man anderen nicht erzählen darf, was andere nicht merken dürfen. Kinder und Jugendliche unterdrücken dann meist ihre Gefühle und Wahrnehmungen und übernehmen auch die Verantwortung für Aufgaben, die eigentlich ihre Eltern erledigen sollten. Oft fehlen ihnen die Verlässlichkeit und damit das Vertrauen in den Elternteil. Zu Hause ist der Substanzkonsum allgegenwärtig, und das Thema überdeckt wichtige Bedürfnisse der Kinder und Jugendlichen.

## Häufige Belastungsfaktoren von Kindern suchterkrankter Eltern

- Erleben extreme Stimmungsschwankungen, Streits und Trennungsdrohungen
- Sind sexuellen Belästigungen, Missbrauch, Gewalt ausgesetzt
- Sind gezwungen, Partei für einen Elternteil zu ergreifen
- Sind angehalten, die Erkrankung geheim zu halten
- Sind gezwungen, Verantwortung für den erkrankten Elternteil zu übernehmen

- Erleben massive Abwertung ihrer Eltern durch das soziale Umfeld
- Schämen sich für die Suchterkrankung ihrer Eltern

Durch diese familiären Belastungsfaktoren sind Kinder und Jugendliche einem erhöhten Risiko für psychische und physische Entwicklungsschwierigkeiten ausgesetzt (Barnard, McKeganey 2004). Gemeinsam mit ihnen sollten Schutzfaktoren entwickelt werden, z. B. eine geregelte Tagesstruktur, Familienrituale, ein gutes Selbstwertgefühl, die Fähigkeit, mit Schwierigkeiten umzugehen und um Hilfe zu bitten, eigene Freizeitpläne oder eine positive Lebenseinstellung.

Viele Kinder und Jugendliche von Eltern mit Abhängigkeitserkrankungen entwickeln sich körperlich und psychisch unauffällig und führen später ein gesundes Leben. Pflegefachpersonen können sie hierbei unterstützen, indem sie sie während der schwierigen Zeit begleiten und stabile Kontakte bieten. Kinder und Jugendliche müssen lernen, dass sie über die Probleme daheim reden dürfen und nicht die Einzigen sind, deren Eltern ein Abhängigkeitsproblem haben oder psychisch erkrankt sind.

Eltern glauben zu Unrecht, dass ihre Kinder nichts merken und sie ihnen Leid ersparen, wenn sie ihre Erkrankung verschweigen. Kinder merken, wenn es ihren Eltern schlecht geht, und sie merken, wenn ihre Eltern konsumiert haben. Für die Eltern bedeutet das, ihre Erkrankung mit den Kindern besprechen zu müssen. Kinder haben ein Anrecht darauf, von ihren Eltern zu erfahren, woran sie erkrankt sind und wie sie mit der Erkrankung umgehen.

In der Literatur findet sich eine Reihe von Fachbüchern für Kinder und Jugendliche, die sich mit dem Thema »Abhängigkeitserkrankung« befassen und das Thema in altersgerechter Sprache aufbereiten. Die Bücher bieten eine gute Unterstützung für ein Gespräch. Bei NACOA Deutschland, die Interessensvertretung für Kinder aus Suchtfamilien, finden sich zusätzlich Materialien für verschiedene Altersklassen. Sucht Schweiz bietet das Bilderbuch »Boby der Hund« (2007) an, ENCARE, das European Network for Children Affected by Risky Environments, weist auf Literaturtipps für verschiedene Adressaten hin.

Abhängigkeitserkrankungen in der Familie gehen mit (Selbst-)Stigmatisierung einher. Die Möglichkeit, sich online und anonym beraten zu lassen, wird auch aus diesem Grund von vielen Kindern und Jugendlichen geschätzt. Ein Beispiel für ein Onlineportal ist die Seite www.mamatrinkt.ch. Die Webseite bietet hilfreiche Informationen und die Möglichkeit, mit Kindern und Jugendlichen in Kontakt zu treten, die Ähnliches erlebt haben.

Pflegefachpersonen, die mit betroffenen Eltern zusammenarbeiten, sollten diese unterstützen und befähigen, mit ihren Kindern über ihre Erkrankung zu sprechen und sich Unterstützung zu suchen. Dafür ist es wichtig, dass Sie die Angebote in Ihrer Nähe kennen und über Broschüren, Literatur und webbasierte Anwendungen Bescheid wissen.

**Pflegeinterventionen für die Arbeit mit suchterkrankten Eltern**

- Den Schweregrad der Abhängigkeitserkrankung einschätzen
- Die betroffene Person in ihrer Rolle als Elternteil wahrnehmen
- Die elterliche Kompetenz und die mögliche Gefährdung der Kinder einschätzen
- Die betroffene Person hinsichtlich der Folgen auf Kinder sensibilisieren
- Unterstützungssysteme vernetzen

# Der Begriff Co-Abhängigkeit

Der Begriff der Co-Abhängigkeit wird oft genutzt und ist doch umstritten. Erstmalig taucht der Begriff der Codependency in den Siebzigerjahren auf und beschreibt die Auswirkungen der »Chemical Dependency« auf die Familie. Die ersten Veröffentlichungen stammen von erwachsenen Kindern abhängigkeitserkrankter Elternteile (z.B. Cermak 1986, Subby 1987, Wegscheider 1988).

Im deutschen Sprachgebrauch wurde in den Achtzigerjahren von Co-Alkoholismus gesprochen. Darunter wurden Verhaltensweisen verstanden, die »geeignet sind, ein süchtiges Verhalten zu unterstützen und eine rechtzeitige Behandlung zu verhindern« (Assfalg 2006, S. 14). Diese sehr einseitige Nutzung des Begriffs wird auch für Co-Abhängigkeit immer wieder angewandt und weist Angehörigen eine (Mit-)Schuld an der Krankheitsentstehung zu – obgleich in bisherigen Studien keine Kausalität nachgewiesen werden konnte (Bilke u.a. 2005). Ein weiterer

Ansatz verankert Co-Abhängigkeit als spezielle Persönlichkeitsstörung (Cermak 1991). Da sich Co-Abhängigkeit aber auf ganz unterschiedliche Weise zeigt, ist auch diese Vorgehensweise problematisch. Andere Autoren beschreiben Co-Abhängigkeit als Erklärungsmodell für das Verhalten und Erleben Mitbetroffener (Rennert 1991).
Die uneinheitliche Nutzung des Begriffs und die negative Konnotation machen ihn für die Praxis wenig nützlich. Als hilfreich hat sich hingegen erwiesen, die wechselseitigen innerfamiliären Beziehungen zu untersuchen. Das kann im Einzelgespräch, im Paargespräch oder in einem Gruppengespräch erfolgen.

**Fragen zum Familiensystem**

- Wen zählen Sie zu Ihren Angehörigen, zu Ihrer Familie, Ihrem Freundes- und Bekanntenkreis?
- Wie profitieren Sie von dieser Gemeinschaft?
- Wie profitieren andere von dieser Gemeinschaft?
- Welche Aufgaben haben Sie in dieser Gemeinschaft?
- Welche Rolle haben Sie in dieser Gemeinschaft?
- Wie viel und welche Verantwortung haben Sie in dieser Gemeinschaft?
- Wie viel und welche Verantwortung haben andere in dieser Gemeinschaft?

# Wichtige Elemente bei der Arbeit mit Angehörigen

Eine Substanzabhängigkeit beeinflusst das Familienleben in vielfältiger Weise. Die Auswirkungen des Konsums auf das Familiensystem sind von verschiedenen Faktoren abhängig. Dazu gehören die Schwere der Erkrankung, das Vorhandensein von weiteren psychischen Problemen, das Verhalten des erkrankten Familienmitglieds, die Zugänglichkeit von Unterstützungssystemen und die Bewältigungsstrategien der einzelnen Familienmitglieder. Hilfreiche Prinzipien zur Unterstützung von Angehörigen finden sich unter anderem bei Dennis C. Daley (2013).

### Prinzipien der Angehörigenarbeit (nach Daley 2013)

**Einbeziehung** Wenn immer möglich, sollten Familienmitglieder, Partner und Freunde an der Behandlung beteiligt werden. Es ist wichtig, sie möglichst früh (während der Assessmentphase oder während des Beschreibens von Problemen) einzubeziehen, da sie während des gesamten Prozesses eine wichtige Ressource sind (Szapocznik u.a. 2013, Smith, Meyers 2008).

**Angehörigenedukation** Angehörige sind durch die Erkrankung eines Familienmitglieds, des Partners oder Freundes selbst verunsichert. Sie profitieren von Informationen zur Erkrankung, zu Symptomen und zu Herausforderungen, die ein Mensch mit Abhängigkeitserkrankung erleben kann.

**Partner- und Familiengespräche** Angehörige brauchen eine Möglichkeit, ihre eigenen Sorgen und Nöte deponieren und besprechen zu können.

**Emotionale Belastung vermindern** Die emotionale Belastung, die Angehörige erleben, muss wahrgenommen und reduziert werden. Viele berichten von Erleichterung durch Angehörigenedukation und Austausch mit anderen betroffenen Familien.

**Beim Helfen unterstützen** Für die Genesung braucht die betroffene Person Rückhalt. Um diesen bieten zu können, benötigen Angehörige Unterstützung.

**Bedürfnisse wahrnehmen** Angehörige von Menschen mit chronischen Erkrankungen sind gewöhnt, sich auf die erkrankte Person zu konzentrieren. Eigene Bedürfnisse gehen dabei oft unter.

**Die Kinder in den Fokus stellen** Kinder sind eine besonders vulnerable Gruppe. Eltern mit Abhängigkeitserkrankungen bleiben vor allem Eltern und benötigen Unterstützung, ihre Rolle (für eine gewisse Zeit oder dauerhaft) neu zu definieren.

# Schlusswort 1

Bei Gesprächen mit Pflegefachpersonen zum Thema Abhängigkeitserkrankungen sind mir bisher zwei Dinge negativ aufgefallen: Vorurteile und ein Mangel an Wissen. An diesen zwei Punkten setzt dieses Buch an. Einerseits vermittelt es Informationen und Fertigkeiten, andererseits regt es zum Nachdenken über feste Zuschreibungen wie Charakterschwäche und mangelnde Absprachefähigkeit an. Menschen mit Abhängigkeitserkrankungen haben großes Potenzial, zu genesen. Dieses Wissen und die Kenntnis von unterstützenden Interventionen fördern eine zuversichtliche und akzeptierende Grundhaltung.

Für viele professionell Helfende ist die Zusammenarbeit mit Menschen mit Abhängigkeitserkrankungen von Überforderung, Enttäuschung und Frustration geprägt. Wenn wir über Entstehungsmechanismen informiert sind und uns mit den individuellen Funktionen des Substanzkonsums auseinandersetzen, ist es leichter, Empathie mit dem Erleben betroffener Personen zu entwickeln. Vorhandene Kompetenzen und die Entscheidungsfähigkeit des Gegenübers anzuerkennen, nimmt zudem sehr viel Druck aus der Arbeitsbeziehung. Die Befähigung zur Selbsthilfe und die Förderung des Selbstmanagements liegen mir sehr am Herzen, da ich davon überzeugt bin, dass Pflege ein »Tun mit« und nicht ein »Tun für« sein sollte. Wenn Betroffene am Ende einer Zusammenarbeit in ihrer Selbstständigkeit und Eigenverantwortung gestärkt sind, ist viel erreicht.

Ich wünsche mir, dass ich mit diesem Buch dazu beigetragen habe, Wissen zu spezifischen Pflegeinterventionen in die Praxis zu bringen und festgefahrene Meinungen und Haltungen in der Zusammenarbeit mit Menschen mit Suchterkrankungen zu überprüfen.

*Esther Indermaur*

# Schlusswort 2

In diesem Buch wird mit Stigma aufgeräumt. Es zeigt auf, dass Substanzabhängigkeit nichts mit Schwäche, Willenlosigkeit oder mangelndem Charakter zu tun hat. Es hat auch nichts mit Gendefekten zu tun. Das Buch stellt dar, was sie wirklich ist: eine Strategie der Selbstmedikation, die am Anfang funktioniert und sich schließlich zur manifestierten Krankheit entwickelt. Frau Indermaur führt uns mit aufeinander aufbauenden Kapiteln durch dieses Buch, die immer neugieriger machen. Was mich als Betroffenen und Peersupport-Spezialisten in Abhängigkeitserkrankungen sehr anspricht, sind die vielen Beispiele, die den Praxisbezug herstellen. Es werden in diesem Buch sehr viele Werkzeuge – sowohl für Einzelgespräche als auch für Gruppenangebote – vorgestellt, die sehr wertvoll sind. Dabei wird immer unterstrichen, wie wichtig es ist, auf jeden Einzelnen individuell einzugehen.

Das Recoverymodell wird eindrücklich und verständlich erklärt. Unklarheiten, die ich bisher dazu hatte, wurden beseitigt. Die Meinung und Haltung der betroffenen Person stehen im Mittelpunkt. Vorbei die Zeiten, als »Profis« proklamierten: »Ich weiß, was gut für Sie ist, Sie müssen nur machen, was ich Ihnen sage.« Natürlich freut mich, dass auch die Zusammenarbeit mit Peers erwähnt wird. Die Peers bilden den Missing Link zwischen Betroffenen, Ärzten, Pflege und Sozialdienst. Sie können therapeutisch, als Fürsprecher, Helfer in Planung und Umsetzung oder einfach als Hoffnungsträger und Zuhörer wirken.

Als Betroffener kann ich bestätigen, dass Abhängigkeitserkrankungen viele Einflussfaktoren haben, vor allem äußere. Das gibt Hoffnung auf die Umkehrbarkeit von Entscheidungen, das Verlernen von Strategien und das Heilen alter Wunden.

Ich danke Frau Indermaur für dieses wertvolle Werk, das die komplexen Zusammenhänge sowie die Vielfältigkeit im Genesungsprozess von Menschen mit Abhängigkeitserkrankungen zeigt.

*Hännes Kunfermann*

# Literaturverzeichnis

ADAMS, M.; EFFERTZ, T. (2011): Die volkswirtschaftlichen Kosten des Alkohol- und Tabakkonsums. In: SINGER, M. V.; BATRA, A.; MANN, K. (Hg.): Alkohol und Tabak. Grundlagen und Folgeerkrankungen. Stuttgart: Thieme, S. 57–61.

ADLER, R.; HEMMELER, W. (1992): Anamnese und Körperuntersuchung. München: Urban & Fischer Verlag.

AMERING, M.; SCHMOLKE, M. (2007): Recovery. Das Ende der Unheilbarkeit. Köln: Psychiatrie Verlag.

ANDERSON, L. A.; CANTWELL, M. M.; WATSON, R. G. P.; JOHNSTON, B. T.; MURPHY, S. J.; FERGUSON, H. R.; MCGUIGAN, J.; COMBER, H.; REYNOLDS, J. V.; MURRAY, L. J. (2009): The Association Between Alcohol and Reflux Esophagitis, Barrett's Esophagus, and Esophageal Adenocarcinoma. In: Gastroenterology, 136 (3), S. 799–805.

ANDRESEN, R.; CAPUTI, P.; OADES, L. G. (2006): Stages of Recovery Instrument: Development of a Measure of Recovery from Serious Mental Illness. In: Australian and New Zealand Journal of Psychiatry, 40 (11–12), S. 972–980.

ANTHONY, W. A. (1993): Recovery from Mental Illness: The Guiding Vision of the Mental Health Service System in the 1990s. In: Psychosocial Rehabilitation Journal, 16 (4), S. 11–23.

ASSFALG, R. (2006): Die heimliche Unterstützung der Sucht: Co-Abhängigkeit. Geesthacht: Neuland.

BARKER, P.; BUCHANAN-BARKER, P. (2013): Das Gezeitenmodell. Der Kompass für eine recovery-orientierte, psychiatrische Pflege. Deutschsprachige Ausgabe herausgegeben von Gianfranco Zuaboni, Christian Burr und Michael Schulz. Bern: Verlag Hans Huber.

BARNARD, M.; MCKEGANEY, N. (2004): The Impact of Parental Problem Drug Use on Children: What is the Problem and What Can Be Done to Help? In: Addiction, 99 (5), S. 552–559.

BARNES, M.; WARD, A. B. (2000): Textbook of Rehabilitation Medicine. Oxford, New York: Oxford University Press.

Barth, J.; Bengel, J. (1998): Prävention durch Angst? Stand der Furchtappellforschung. Köln: BZgA.

Barth, V. (2011): Sucht und Komorbidität. Grundlagen für die stationäre Therapie. Heidelberg, München, Landsberg, Frechen, Hamburg: ecomed.

Barton, J.; Pretty, J. (2010): What is the Best Dose of Nature and Green Exercise for Improving Mental Health? A Multi-Study Analysis. In: Environmental Science & Technology 44 (10), S. 3947–3955.

Batra, A.; Bilke-Hentsch, O. (Hg.) (2011): Praxisbuch Sucht. Therapie der Suchterkrankungen im Jugend- und Erwachsenenalter. Stuttgart, New York: Thieme.

Berne, E. (2002): Spiele der Erwachsenen. Psychologie der menschlichen Beziehungen. Reinbek: Rowohlt.

BFS (Hg.) (2016): Statistisches Lexikon. www.bfs.admin.ch/bfs/portal/de/index/themen/14/22/lexi.topic.1.html (29.05.2016).

Bilke, O.; Küstner, U. J.; Thomasius, R. (2005): Familie und Sucht. Grundlagen, Therapiepraxis, Prävention. Stuttgart: Schattauer.

Bischof, G. (2013): Community Reinforcement Approach. In: Suchttherapie, 14 (2), S. 55.

Bohus, M.; Wolf-Arehult, M. (2012): Interaktives Skillstraining für Borderline-Patienten. Stuttgart: Schattauer.

Bowen, S.; Chawla, N.; Marlatt, G. A. (2012): Achtsamkeitsbasierte Rückfallprävention bei Substanzabhängigkeit. Das MBRP-Programm. Weinheim, Basel: Beltz.

Braune, N. J.; Schröder, J.; Gruschka, P.; Daecke, K.; Pantel, J. (2008): Determinanten eines Therapieabbruchs während der stationären qualifizierten Entgiftungsbehandlung bei Patienten mit Alkohol- und Drogenabhängigkeit. In: Fortschritte der Neurologie – Psychiatrie, 76 (4), S. 217–224.

Brownell, K. D.; Marlatt, G. A.; Lichtenstein, E.; Wilson, G. T. (1986): Understanding and Preventing Relapse. In: American Psychologist, 41 (7), S. 765–782.

Cardinal, R. N.; Everitt, B. J. (2004): Neural and Psychological Mechanisms Underlying Appetitive Learning: Links to Drug Addiction. In: Current Opinion in Neurobiology, 14 (2), S. 156–162.

Cermak, T. L. (1986): Diagnostic Criteria for Co-Depenency. In: Journal of Psychoactive Drugs, 18 (1), S. 15–20.

Cermak, T. L. (1991): Co-Addiction as a Disease. In: Psychiatric Annals, 21 (5), S. 266–272.

Ciompi, L. (1982): Affektlogik. Über die Struktur der Psyche und ihre Entwicklung. Ein Beitrag zur Schizophrenieforschung. Stuttgart: Klett-Cotta.

D'Alberto, A. (2004): Auricular Acupuncture in the Treatment of Cocaine/Crack Abuse: A Review of the Efficacy, the Use of the National Acupuncture Detoxification Association Protocol, and the Selection of Sham Points. In: Journal of Alternative and Complementary Medicine, 10 (6), S. 985–1000.

Daley, D. C. (2013): Family and Social Aspects of Substance Use Disorders and Treatment. In: Journal of Food and Drug Analysis, 21 (4), S73–S76.

Dawson, P. (1996): Beyond Conventional Change Models: A Processual Perspective. In: Asia Pacific Journal of Human Resources, 34 (2), S. 57–70.

DDG (Hg.) (2015): Ernährungsempfehlungen zur Behandlung des Diatebes mellitus – Empfehlungen zur Proteinzufuhr. S3-Leitlinie. www.awmf.org/uploads/tx_szleitlinien/057-025l_S3_Diabetes_mellitus_Empfehlungen_Proteinzufuhr_2015-10.pdf (17.05.2016).

DGPPN (Hg.) (2013): S3-Leitlinie. Psychosoziale Therapien bei schweren psychischen Erkrankungen. Berlin, Heidelberg: Springer.

DHS (Hg.) (2015): Daten/Fakten: Alkohol. www.dhs.de/datenfakten/alkohol.html (20.05.2016).

Dilling, H. M.; Mombour, W.; Schmidt, M. H. (Hg.) (2015): Internationale Klassifikation psychischer Störungen. ICD-10 Kapitel V (F). Klinisch-diagnostische Leitlinien. Göttingen: Hogrefe.

Doenges, M. E.; Moorhouse, M. F.; Murr, A. C. (2014): Pflegediagnosen und Pflegemaßnahmen. Bern: Verlag Hans Huber.

Dolovich, L. R.; Addis, A.; Vaillancourt, J. M. R.; Power, J. D. B.; Koren, G.; Einarson, T. R. (1998): Benzodiazepine Use in Pregnancy and Major Malformations or Oral Cleft: Meta-Analysis of Cohort and Case-Control Studies. In: British Medical Journal, 317 (7162), S. 839–843.

DUKA, T.; TOWNSHEND, J. M.; COLLIER, K.; STEPHENS, D. N. (2002): Kindling of Withdrawal: A Study of Craving and Anxiety after Multiple Detoxifications in Alcoholic Inpatients. In: Alcoholism: Clinical and Experimental Research, 26 (6), S. 785–795.

EMCDDA (Hg.) (2015): European Drug Report 2015. www.emcdda.europa.eu/edr2015 (20.05.2016).

EMMONS, R. A. (1992): Abstract Versus Concrete Goals: Personal Striving Level, Physical Illness, and Psychological Well-Being. In: Journal of Personality and Social Psychology, 62 (2), S. 292–300.

FENGLER, J. (2002): Handbuch der Suchtbehandlung. Beratung – Therapie – Prävention. Landsberg, Lech: ecomed.

FEUERLEIN, W.; KÜFNER, H.; RINGER, C.; ANTONS-VOLMERG, K. (1999): Münchner Alkoholismus-Test. Göttingen: Beltz.

FIECHTER, V.; MEIER, M. (1998): Pflegeplanung. Eine Anleitung für die Praxis. Kassel: Recom Verlag.

FRANK, R. (2011): Therapieziel Wohlbefinden. Ressourcen aktivieren in der Psychotherapie. Berlin, Heidelberg: Springer-Verlag.

FUNNELL, M. M. (2004): Patient Empowerment. In: Critical Care Nursing Quarterly, 27 (2), S. 201–204.

GATES, S.; SMITH, L. A.; FOXCROFT, D. R. (2006): Auricular Acupuncture for Cocaine Dependence. In: Cochrane Database of Systematic Reviews, (1), CD005192.

GEHM, T. (1997): Kommunikation im Beruf. Hintergründe, Hilfen, Strategien. Weinheim, Basel: Beltz.

GOUZOULIS-MAYFRANK, E. (2007): Komorbidität Psychose und Sucht. Grundlagen und Praxis. Darmstadt: Steinkopff.

GOUZOULIS-MAYFRANK, E. (2008): Komorbidität von Sucht und anderen psychischen Störungen – Grundlagen und evidenzbasierte Therapie. In: Fortschritte der Neurologie – Psychiatrie, 76 (5), S. 263–271.

GSELLHOFER, B.; KÜFNER, H.; VOGT, M.; WEILER, D. (1997): European Addiction Severity Index (EuropASI). Manual für Training und Durchführung. Baltmannsweiler: Schneider Verlag Hohengehren.

HARDY, J. A.; WOODHOUSE, S. S. (2008): How We Say Goodbye: Research on Psychotherapy Termination. http://societyforpsychotherapy.org/say-goodbye-research-psychotherapy-termination (15.05.2016).

HEIMANN, P.; OTTO, G.; SCHULZ, W. (1997): Unterricht. Analyse und Planung. Hannover: Schroedel.

HEINZ, A.; BATRA, A. (2003): Neurobiologie der Alkohol- und Nikotinabhängigkeit. Stuttgart: Kohlhammer.

HOWARD, D. L. (2003): Are the Treatment Goals of Culturally Competent Outpatient Substance Abuse Treatment Units Congruent with their Client Profile? In: Journal of Substance Abuse Treatment, 24 (2), S. 103–113.

HOWARD, M. O.; CHUNG, S. S. (2000): Nurses' Attitudes toward Substance Misusers. I. Surveys. In: Substance Use & Misuse, 35 (3), S. 347–365.

JANIS, I. L.; FESHBACH, S. (1953): Effects of Fear-Arousing Communications. In: The Journal of Abnormal and Social Psychology, 48 (1), S. 78–92.

JOOSTEN, E. A.; DE WEERT-VAN OENE, G. H.; SENSKY, T.; VAN DER STAAK, C. P. F.; DE JONG, C. A. J. (2011): Treatment Goals in Addiction Healthcare: The Perspectives of Patients and Clinicians. In: The International Journal of Social Psychiatry, 57 (3), S. 263–276.

KABAT-ZINN, J. (2003): Mindfulness-Based Interventions in Context. Past, Present, and Future. In: Clinical Psychology Science and Practice, 10 (2), S. 144–156.

KARNIOL, R.; ROSS, M. (1996): The Motivational Impact of Temporal Focus: Thinking about the Future and The Past. In: Annual Review of Psychology, 47 (1), S. 593–620.

KHANTZIAN, E. J. (1985): The Self-Medication Hypothesis of Addictive Disorders: Focus on Heroin and Cocaine Dependence. In: The American Journal of Psychiatry, 142 (11), S. 1259–1264.

KIENAST, T.; STOFFERS, J.; BERMPOHL, F.; LIEB, K. (2014): Borderline Personality Disorder and Comorbid Addiction: Epidemiology and Treatment. Deutsches Ärzteblatt International, 111 (16), S. 280–286.

KIRESUK, T. J.; SMITH, A.; CARDILLO, J. E. (2014): Goal Attainment Scaling: Applications, Theory, and Measurement. New York: Psychology Press.

KLEIN, M. (2005): Kinder aus suchtbelasteten Familien. In: THOMASIUS, R.; KÜSTNER, U. J. (Hg.): Familie und Sucht. Grundlagen, Therapiepraxis, Prävention. Stuttgart: Schattauer, S. 52–60.

Kleinbeck, U. (2006): Handlungsziele. In: Heckhausen, J.; Heckhausen, H. † (Hg.): Motivation und Handeln. Berlin, Heidelberg: Springer-Verlag, S. 255–276.

Klos, H.; Görgen, W. (2009): Rückfallprophylaxe bei Drogenabhängigkeit. Ein Trainingsprogramm. Göttingen, Bern, Wien, Paris, Oxford, Prag, Toronto, Cambridge, MA, Amsterdam, Kopenhagen, Stockholm: Hogrefe.

Knuf, A. (2004): Vom demoralisierenden Pessimismus zum vernünftigen Optimismus. Eine Annäherung an das Recovery-Konzept. In: Soziale Psychiatrie, 28 (1), S. 38–41.

Knuf, A. (2016): Empowerment und Recovery. Köln: Psychiatrie Verlag.

Koenig, H. G. (2009): Research on Religion, Spirituality, and Mental Health: A review. In: Canadian Journal of Psychiatry, 54 (5), S. 283–291.

Körkel, J.; GK Quest Akademie (Hg.) (2007): Kontrolle im selbstbestimmten Substanzkonsum (KISS). Teilnehmerhandbuch und Teilnehmermanual. Heidelberg: GK Quest Akademie.

Kowald, A.-C.; Zajetz, A. K. (2014): Therapeutisches Klettern. Anwendungsfelder in Psychotherapie und Pädagogik. Stuttgart: Schattauer.

Krausz, M.; Haasen, C.; Naber, D. (Hg.) (2003): Pharmakotherapie der Sucht. Basel: Karger Medical and Scientific Publishers.

Larimer, M. E.; Palmer, R. S.; Marlatt, G. A. (1999): Relapse Prevention. An overview of Marlatt's Cognitive-Behavioral Model. In: Alcohol Research & Health, 23 (2), S. 151–160.

Leamy, M.; Bird, V.; Le Boutillier, C.; Williams, J.; Slade, M. (2011): Conceptual Framework for Personal Recovery in Mental Health: Systematic Review and Narrative Synthesis. In: The British Journal of Psychiatry, 199 (6), S. 445–452.

Lindenmeyer, J. (1990): Lieber schlau als blau. München: Psychologie Verlags Union.

Linehan, M. M. (1993): Skills Training Manual for Treating Borderline Personality Disorder. New York: The Guilford Press.

Linehan, M. M. (1996): Dialektisch-Behaviorale Therapie der Borderline-Persönlichkeitsstörung. München: CIP-Medien.

London, F. (2003): Informieren, Schulen, Beraten. Praxishandbuch zur pflegebezogenen Patientenedukation. Bern: Verlag Hans Huber.

LUTZ, R. (2009): Euthyme Therapie. In: MARGRAF, J.; SCHNEIDER, S. (Hg.): Lehrbuch der Verhaltenstherapie. Band 1. Heidelberg: Springer Medizin Verlag, S. 551–567.

MACLEAN, N.; POUND, P. (2000): A Critical Review of the Concept of Patient Motivation in the Literature on Physical Rehabilitation. In: Social Science & Medicine, 50 (4), S. 495–506.

MADDUX, J. F.; DESMOND, D. P.; ESQUIVEL, M. (1995): Rapid Admission and Retention on Methadone. In: The American Journal of Drug and Alcohol Abuse, 21 (4), S. 533–547.

MARLATT, G. A.; DONOVAN, D. M. (2005): Relapse Prevention. Maintenance Strategies in the Treatment of Addictive Behaviors. New York: The Guilford Press.

MARTIN, L. L; TESSER, A. (1996): Striving and Feeling: Interactions among Goals, Affect, and Self-Regulation. HILLSDALE, N.J.: Lawrence Erlbaum Associates, Inc.

MATAKAS, F.; BERGER, H.; KOESTER, H.; LEGNARO, A. (2012): Alkoholismus als Karriere. Berlin, Heidelberg: Springer-Verlag.

MAYFIELD, D.; MCLEOND, G.; HALL, P. (1974): The CAGE Questionnaire: Validation of a New Alcoholism Screening Instrument. In: The American Journal of Psychiatriy, 131 (10), S. 1121–1123.

MCCARTY, D.; GUSTAFSON, D.; CAPOCCIA, V. A.; COTTER, F. (2009): Improving Care for the Treatment of Alcohol and Drug Disorders. In: The Journal of Behavioral Health Services & Research, 36 (1), S. 52–60.

MCFARLANE, A. C. (1996): Resilience, Vulnerability, and the Course of Posttraumatic Reactions. In: VAN DER KOLK, A.; MCFARLANE, A. C.; WEISAETH, L. (Hg.): Traumatic Stress. The Effects of Overwhelming Experience on Mind, Body and Society. New York: The Guilford Press.

MCPHERSON, K. M.; BRANDER, P.; TAYLOR, W. J.; MCNAUGHTON, H. K. (2001): Living with Arthritis – What is Important? In: Disability and Rehabilitation, 23 (16), S. 706–721.

MEYERS, R. J.; SMITH, J. E. (2011): CRA-Manual zur Behandlung von Alkoholabhängigkeit. Erfolgreicher behandeln durch positive Verstärkung im sozialen Bereich. Köln: Psychiatrie Verlag.

MEYERS, R. J.; SMITH, J. E. (2013): Mit Suchtfamilien arbeiten. CRAFT: Ein neuer Ansatz für die Angehörigenarbeit. Köln: Psychiatrie Verlag.

Michalak, J.; Klappheck, M. A.; Kosfelder, J. (2004): Personal Goals of Psychotherapy Patients: The Intensity and the »Why« of Goal-Motivated Behavior and their Implications for the Therapeutic Process. In: Psychotherapy Research, 14 (2), S. 193–209.

Miller, W. R.; Rollnick, S. (2015): Motivierende Gesprächsführung. Freiburg: Lambertus.

Mills, E. J.; Wu, P.; Gagnier, J.; Ebbert, J. O. (2005): Efficacy of Acupuncture for Cocaine Dependence: A Systematic Review & Meta-Analysis. In: Harm Reduction Journal, 2 (1), S. 4.

Möller, H.-J.; Laux, G.; Deister, A. (2013): Psychiatrie, Psychosomatik und Psychotherapie. Stuttgart: Thieme.

Mosher, L. R.; Burti, L. (2004): Seelische Gesundheit. Community Mental Health. Ein Leitfaden für die Praxis. St. Gallen: Itten-Books.

Muller, A. E.; Clausen, T. (2015): Group Exercise to Improve Quality of Life Among Substance Use Disorder Patients. In: Scandinavian Journal of Public Health, 43 (2), S. 146–152.

NADA (Hg.) (2015): Akupunktur nach dem NADA-Protokoll. Informationen über die Therapie und die Aktivitäten, über die Ziele und das Ausbildungsangebot. www.nada-akupunktur.de/publikationen/nada-brosch%C3%BCre.html (15.05.2016).

Nestmann, F. (1996): Psychosoziale Beratung – ein ressourcentheoretischer Entwurf. In: Verhaltenstherapie und psychosoziale Praxis, 28 (3), S, 359–376.

Oldham, M. A.; Ivkovic, A. (2012): Pellagrous Encephalopathy Presenting as Alcohol Withdrawal Delirium: A Case Series and Literature Review. In: Addiction Science & Clinical Practice, 7 (1), S. 12.

Pardini, D. A.; Plante, T. G.; Sherman, A.; Stump, J. E. (2000): Religious Faith and Spirituality in Substance Abuse Recovery: Determining the Mental Health Benefits. In: Journal of Substance Abuse Treatment, 19 (4), S. 347–354.

Peckham, R. H. (1977): Uses of Individualized Client Goals in the Evaluation of Drug and Alcohol Programs. In: The American Journal of Drug and Alcohol Abuse, 4 (4), S. 555–570.

Peplau, H. E. (1995): Interpersonale Beziehungen in der Pflege. Ein konzeptioneller Bezugsrahmen für eine psychodynamische Pflege. Basel, Eberswalde: Recom Verlag.

Perkins, R.; Rinaldi, M. (2010): Das Leben wieder in den Griff bekommen. Ein Handbuch zur Planung der eigenen Recovery. Deutschsprachige Ausgabe herausgegeben von Christoph Abderhalden, Michael Schulz, Harald Stefan und Andréa Winter. Bern: Universitäre Psychiatrische Dienste (UPD) Bern.

Petzold, H. G.; Schay, P.; Ebert, W. (Hg.) (2007): Integrative Suchttherapie. Theorie, Methoden, Praxis, Forschung. Wiesbaden: VS Verlag für Sozialwissenschaften.

Pretty, J.; Peacock, J.; Sellens, M.; Griffin, M. (2005): The Mental and Physical Health Outcomes of Green Exercise. In: International Journal of Environmental Health Research, 15 (5), S. 319–337.

Prochaska, J. O.; DiClemente, C. C.; Norcross, J. C. (1992): In Search of How People Change. Applications to Addictive Behaviors. In: American Psychologist, 47 (9), S. 1102–1114.

Prochaska, J. O.; Prochaska, J. M. (1999): Why Don't Continents Move? Why Don't People Change? In: Journal of Psychotherapy Integration, 9 (1), S. 83–102.

Rakel, T.; Lanzenberger, A. (2001): Pflegetherapeutische Gruppen in der Psychiatrie. Planen – durchführen – dokumentieren – bewerten. Stuttgart: Wissenschaftliche Verlagsgesellschaft.

Read, J. P.; Brown, R. A. (2003): The Role of Physical Exercise in Alcoholism Treatment and Recovery. In: Professional Psychology: Research and Practice, 34 (1), S. 49–56.

Redman, B. K. (2001): The Practice of Patient Education. A Case Study Approach. St. Louis: Mosby Inc.

Rennert, S. (1991): American Bar Association Commission of the mentally disabled and center on children and the law (1991). AIDS/HIV and Confidentiality: Model Policy and Procedures. Washington: American Bar Association.

Ries, R. K.; Fiellin, D. A.; Miller, S. C.; Saitz, R. (2009): Principles of Addiction Medicine. Philadelphia: Lippincott Williams & Wilkins.

Rogers, C. R. (1972): Die klientenzentrierte Gesprächspsychotherapie. München: Kindler.

Rosenberg, M. B. (2005): Gewaltfreie Kommunikation. Eine Sprache des Lebens. Paderborn: Junfermann.

RUMPF, H. J.; BISCHOF, G.; HAPKE, U.; MEYER, C.; JOHN, U. (2000): Studies on Natural Recovery from Alcohol Dependence: Sample Selection Bias by Media Solicitation? In: Addiction, 95 (5), S. 765–775.

RUMPF, H.-J.; BISCHOF, G.; HAPKE, U.; MEYER, C.; JOHN, U. (2009): Remission ohne formelle Hilfe bei Alkoholabhängigkeit: Der Stand der Forschung. In: Sucht, 55 (2), S. 75–85.

RUMPF, H.-J.; MEYER, C.; HAPKE, U.; BISCHOF, G.; JOHN, U. (2000): Inanspruchnahme suchtspezifischer Hilfen von Alkoholabhängigen und -mißbrauchern: Ergebnisse der TACOS-Bevölkerungsstudie. In: Sucht, 46 (1),

RYAN, R. M.; DECI, E. L. (2001): On Happiness and Human Potentials: A Review of Research on Hedonic and Eudaimonic Well-Being. In: Annual Review of Psychology, 52, S. 141–166.

SANDMANN, O. (1983): Bedeutung von Werte- und Normensystemen in der Therapie. In: KNISCHWESKI, E. (Hg.): Alkoholismus-Therapie. Vermittlung von Erfahrungsfeldern im stationären Bereich. Kassel: Nicol-Verlag, S. 163–166.

SAUTER, D.; ABDERHALDEN, C.; NEEDHAM, I.; WOLFF, S. (Hg.) (2011): Lehrbuch psychiatrische Pflege. Bern: Verlag Hans Huber.

SIEGERT, R. J.; TAYLOR, W. J. (2004): Theoretical Aspects of Goal-Setting and Motivation in Rehabilitation. In: Disability and Rehabilitation, 26 (1), S. 1–8.

SLADE, M. (2009a): 100 Wege, um Recovery zu unterstützen. Ein Leitfaden für psychiatrische Fachpersonen. Deutschsprachige Ausgabe herausgegeben von Michael Schulz, Christoph Abderhalden, Michael Löhr, Gianfranco Zuaboni. www.sanatorium-kilchberg.ch/data/100Wege_um_Recovery_zu_unterstuetzen_0813_2202.pdf (20.05.2016).

SLADE, M. (2009b): Personal Recovery and Mental Illness. A Guide for Mental Health Professionals. Cambridge, New York: Cambridge University Press.

SMITH, J. E.; MEYERS, R. J. (2008): Motivating Substance Abusers to Enter Treatment: Working with Family Members. New York: The Guilford Press.

SOYKA, M.; KÜFNER, H.; FEUERLEIN, W. (2008): Alkoholismus – Missbrauch und Abhängigkeit. Entstehung – Folgen – Therapie. Stuttgart: Thieme.

STEWART, M.; BROWN, J. B.; WESTON, W. W.; MCWHINNEY, I. R.; MCWILLIAM, C. L.; FREEMAN, T. R. (2003): Patient-Centered Medicine. Transforming the Clinical Method. Patient-Centered Care Series. Abingdon, U.K.: Radcliffe Medical Press.

STIMPEL, M. (2001): Arterielle Hypertonie. Differentialdiagnose und -therapie. Darmstadt: Steinkopff.

STING, S.; BLUM, C. (2003): Soziale Arbeit in der Suchtprävention. Soziale Arbeit im Gesundheitswesen. München: Ernst Reinhardt Verlag.

STOLEE, P.; ROCKWOOD, K.; FOX, R. A.; STREINER, D. L. (1992): The Use of Goal Attainment Scaling in a Geriatric Care Setting. In: Journal of the American Geriatrics Society, 40 (6), S. 574–578.

STRAUSER, D. R.; CIFTCI, A.; O'SULLIVAN, D. (2009): Using Attribution Theory to Examine Community Rehabilitation Provider Stigma. In: International Journal of Rehabilitation Research, 32 (1), S. 41–47.

SUBBY, R. (1987): Lost in the Shuffle. The Co-Dependent Reality. Florida: Health Communications.

Sucht Schweiz (Hg.) (2007): Boby der Hund. Lausanne: Sucht Schweiz.

Sucht Schweiz (Hg.) (2013): Theoretische Grundlagen der Suchtprävention. www.suchtschweiz.ch/fileadmin/user_upload/DocUpload/Theoretische-Grundlagen-der-SuchtPraevention.pdf (14.05.2016).

SULLIVAN, J. T.; SYKORA, K.; SCHNEIDERMAN, J.; NARANJO, C. A.; SELLERS, E. M. (1989): Assessment of Alcohol Withdrawal: The Revised Clinical Institute Withdrawal Assessment for Alcohol Scale (CIWA-Ar). In: British Journal of Addiction, 84 (11), S. 1353–1357.

SYX, C. (1995): The Mental Health Service System. How We've Created a Make-Believe World. In: Psychiatric Rehabilitation Journal 19 (1), S. 83–85.

SZAPOCZNIK, J.; ZARATE, M.; DUFF, J.; MUIR, J. (2013): Brief Strategic Family Therapy: Engaging Drug Using/Problem Behavior Adolescents and their Families in Treatment. In: Social Work in Public Health, 28 (3–4), S. 206–223.

TÄSCHNER, K.-L.; BLOCHING, B.; BÜHRINGER, G.; WIESBECK, G. (2010): Therapie der Drogenabhängigkeit. Stuttgart: Kohlhammer.

TENHULA, W. N.; BENNETT, M. E.; STRONG KINNAMAN, J. E. (2009): Behavioral Treatment of Substance Abuse in Schizophrenia. In: Journal of Clinical Psychology, 65 (8), S. 831–841.

THOMAS, J. D.; RILEY, E. P. (1998): Fetal Alcohol Syndrome. Does Alcohol Withdrawal Play a Role? In: Alcohol Health & Research World, 22 (1), S. 47–53.

THOMASIUS, R.; SCHULTE-MARKWORT, M.; KÜSTNER, U. J.; RIEDESSER, P. (2009): Suchtstörungen im Kindes- und Jugendalter. Das Handbuch: Grundlagen und Praxis. Stuttgart: Schattauer.

TOWNSEND, M. C. (2012): Pflegediagnosen und Pflegemaßnahmen für die psychiatrische Pflege. Handbuch zur Pflegeplanerstellung. Bern: Verlag Hans Huber.

Triangle Consulting Social Enterprise Limited (2014): Drug and Alcohol Star™. www.outcomesstar.org.uk/drugs-star/ (14.05.2016).

TÜRK, D.; BÜHRINGER, G. (1999): Psychische und soziale Ursachen der Sucht. In: Der Internist, 40 (6), S. 583–589.

TURNER-STOKES, L. (2009): Goal Attainment Scaling (GAS) in Rehabilitation: A Practical Guide. In: Clinical Rehabilitation, 23 (4), S. 362–370.

UN (Hg.) (2015): World Drug Report. www.unodc.org/documents/wdr2015/World_Drug_Report_2015.pdf (20.05.2016).

UTSCHAKOWSKI, J. (2015): Mit Peers arbeiten. Ein Leitfaden für die Beschäftigung von Experten aus Erfahrung. Köln: Psychiatrie Verlag.

UTSCHAKOWSKI, J.; SIELAFF, G.; BOCK, T.; WINTER, A. (Hg.) (2016): Experten aus Erfahrung. Peerarbeit in der Psychiatrie. Köln: Psychiatrie Verlag.

VAN DEN BRINK, W.; GOPPEL, M.; VAN REE, J. M. (2003): Management of Opioid Dependence. In: Current Opinion in Psychiatry, 16 (3), S. 297–304.

VON CRANACH, M. (2007): Von Rehabilitation zu Recovery – zur Weiterentwicklung des Rehabilitationsbegriffs. In: BECKER T.; BÄUML, J.; PITSCHEL-WALZ, G.; WEIG, W. (Hg.): Rehabilitation bei schizophrenen Erkrankungen. Konzepte – Interventionen – Perspektiven. Köln: Deutscher Ärzte-Verlag, S. 333–339.

WEAVER, M. F.; HOFFMAN, H. J.; JOHNSON, R. E.; MAUCK, K. (2006): Alcohol Withdrawal Pharmacotherapy for Inpatients with Medical Comorbidity. In: Journal of Addictive Diseases, 25 (2), S. 17–24.

WEGSCHEIDER, S. (1988): Es gibt doch eine Chance. Hoffnung und Heilung für die Alkoholiker-Familie. Berlin: Mona Bögner-Kaufmann Verlag.

WEISS, T.; HAERTEL-WEISS, G. (2003): Familientherapie ohne Familie. Kurztherapie mit Einzelpatienten. München: Piper.

WETTERLING, T.; VELTRUP, C. (1997): Diagnostik und Therapie von Alkoholproblemen. Ein Leitfaden. Berlin, Heidelberg, New York: Springer-Verlag.

WHO (Hg.) (2015): Facts and Figures. www.who.int/substance_abuse/facts/en/ (20.05.2016).

WIESBECK, G. (Hg.) (2007): Alkoholismus-Forschung. Aktuelle Befunde, künftige Perspektiven. Lengerich: Pabst Science Publishers.

WILKINSON, J. M. (2007): Lehrbuch Pflegeprozess. Bern: Verlag Hans Huber.

WILSON, B. A.; MCLELLAN, D. L. (1997): Rehabilitation Studies Handbook. Cambridge: Cambridge University Press.

WITTCHEN, H.-U.; HOYER, J. (Hg.) (2011): Klinische Psychologie & Psychotherapie. Berlin, Heidelberg: Springer-Verlag.